医療技術と器具の社会史

聴診器と顕微鏡をめぐる文化

山中浩司 著

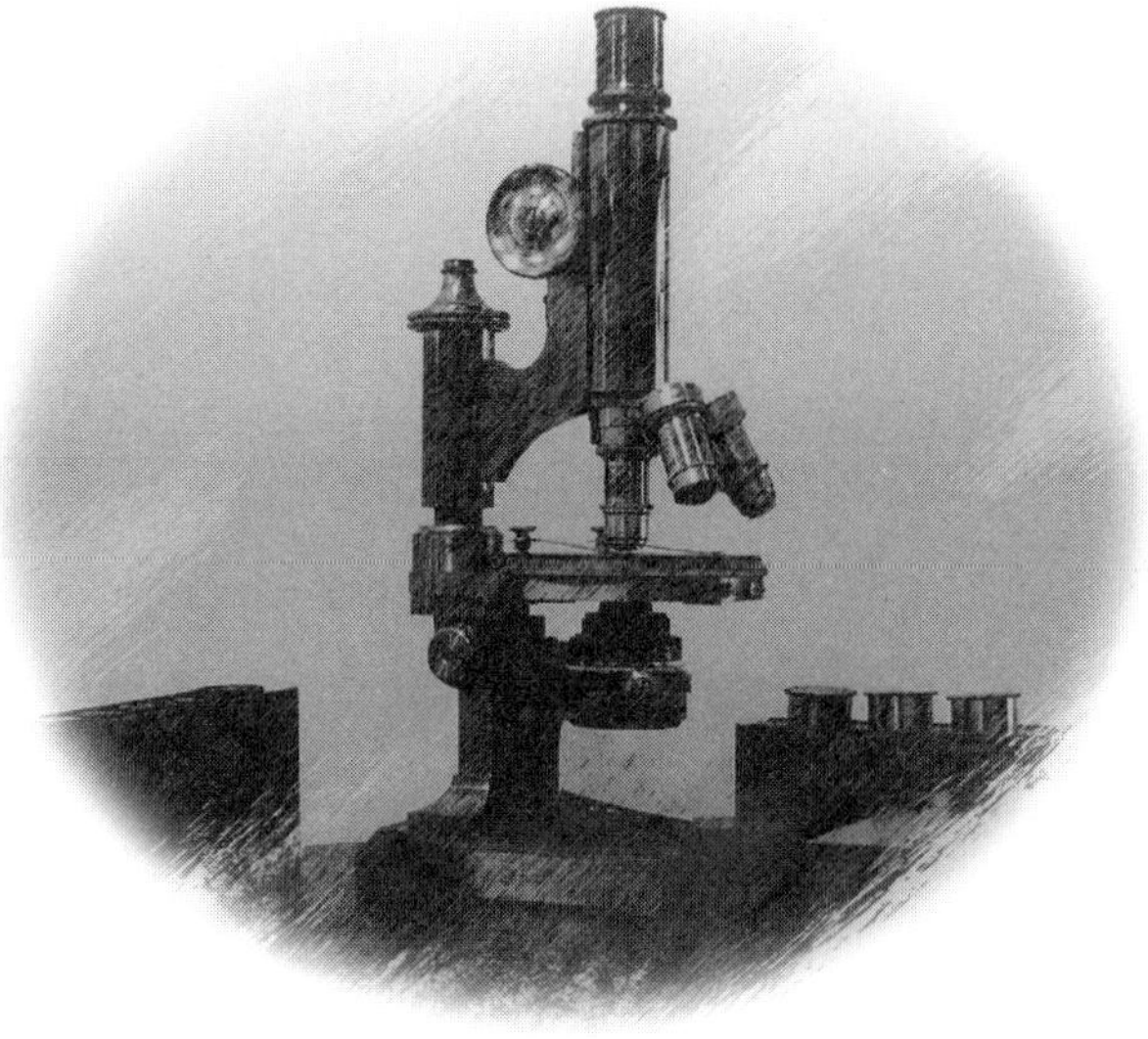

HANDAI Livre
014 大阪大学出版会

はじめに

　検診ツアーというのは一体いつごろからあるものだろうか。少なくとも、ここ五年くらいの間に急速に一般化して、ＰＥＴ検診ツアーというのはペットの検診のための旅行ではありません、などと書いていては恥ずかしいくらいである。元々、温泉とか保養地とかは病気と密接に関係しているので、医療と観光が結びつくのは、長いスパンで考えれば珍しいわけではない。しかし近代医学と観光が結びつくのはごく最近であろう。特に検査を目的としたツアーというのは、調べたところでは、一九八〇年代に「健康増進ツアー」なるものが週刊誌に報道されたのが最初のようである。これはみんなでジョギングをしながら旅行をするのではなく、高額の人間ドックをセットしたツアーである。まずは人間ドックで精密に健康であることを調べてもらったうえで、思い切り食べたり飲んだり遊んだりしようというわけだ。

　こうしたツアーがどれくらいの規模で行われたのかわからないが、この種の検診ツアーがブームと呼ばれるほどになるのは、ポジトロン断層法（ＰＥＴ）という検査が、がんの診断に利用されるようになり、「ミリ単位のがんも発見」などという文句で報道されるようになってからだろう。この検査は、元来は脳内の神経活動をモニタリングするために利用されていたが、がんの診断に応用されるようになり、商品化するメーカーが相次いだ。これを診療の目玉にしようとする医療機関も殺到して、その結果が検診ツアーブームであり、大体二〇〇三年前後のことである。「いまやサラリーマンも群がる高額自費診療大ブームの実態」というような記事が週刊誌上に踊るようになる。

ＰＥＴとかＣＴ（コンピューター断層法）で検診を受けると、どの程度の精度でガンが見つかるものか、また被爆によるリスクはどの程度かなどという話は、専門家にゆだねるとして、日本はこの種の検査装置、とくに画像診断装置に関しては（少なくとも装置の製造業者にとっては）パラダイスといえる。日本には、実に一万二千台以上のＣＴと、八千台以上のＭＲＩ（磁気共鳴映像法）と、四〇〇台以上のＰＥＴがある。人口百万人あたりの台数でいけば、ＣＴもＭＲＩも先進工業国ではダントツのトップで、ＣＴで米国のほぼ三倍、英国の一三倍、ＭＲＩでも米国の一・四倍、英国の七倍強である。ＰＥＴについては比較できる統計がないが、百万人当たり三台というのは少なくともヨーロッパ諸国よりもかなり多いと推測する。カナダは、こうした先端医療技術へのアクセスが自国の国民全体に確保されていないということをよく問題にして、レポートなどを発表しているが、こうしたレポートでも日本の数字は多すぎるのだろう、たいてい除外されている。比較の対象は米国や英国やドイツになっている。日本の突出した画像診断装置数は、むしろ医学的には問題になることが多いのである。これだけあれば、検査による被曝のリスクの方が心配であるとか、きちんとした技術者の指導のもとで行われているのかどうかなどと書かれているのを目にすることもまれではない。

もっとも、何でも最先端技術が日本で普及しているわけではない。臓器移植は、周知のようにほとんど行われていないと言ってもよいし、外科手術の新しい技術である腹腔鏡下手術の普及も、画像診断装置ほどではない。最新のロボット支援手術装置などは、むしろ普及が遅れている。出産についても米国などで一般化している麻酔分娩は日本では少数派で、自然分娩が主流である。遺伝子検査も、欧米と比較すれば日本は非常に慎重であるらしい。

技術が普及したりしなかったりする背景には、文化的な風土や、社会経済的な制度や、できごとの偶然的な経緯などがある。技術からものを眺めると、こうした背景にある事象は、技術伝播の障害物としか見えないが、社会や歴史から眺めれば、技術は社会や歴史を構成する一要素であって、その他のもろもろの要素との関係を抜きにしてはその性格や評価を確定することはできない。CTやMRIやPETはもちろん、医学上の重要なイノベーションであって、医学的な意義を疑う人はいまいと思うが、それでも多すぎたり少なすぎたりするという判断には、多分に社会的な要因を考慮しなければならない。

本書は、医療技術や器具と社会の複雑な関係、これらを用いる集団との相互作用についてのエピソード集である。背景には、技術と社会のバランスとか組み合わせとかいう著者の問題関心がある。どんなバランスが望ましいのかということは、著者の能力の遠く及ばない議論であるが、少なくとも、過剰な技術は、人間や社会の側の技能の衰退を招き、結果的にその技術の効果を発揮できない、場合によってはない方がましというようなことになりかねない、という危惧は、多くの人が感じていると期待している。そうした議論に何らかの素材を提供できれば、本書を仕上げるために力添えをいただいた方々への少しばかりの恩返しとなると考えている。

この企画は、大阪大学出版会から、器具にまつわる教養書をという提案をいただいて実現したものである。お話をいただいてから、三年近くも経過した責任はすべて著者にあり、この場を借りて関係者の方々にお詫びとお礼を申し上げたい。編集に際しては、川上展代さん栗原佐智子さんに大変ご迷惑とお世話をおかけし、心からお礼申し上げたい。また、本文中でもふれているが、現代医療における聴診器の問題については、大阪大学医学系研究科の石蔵文信先生、大阪掖済会病院の吉川純一先生、京都の竹内一実先生より貴重なご教示を賜った。現代医療の背後に、われわれが知らない多くの臨床医の隠れた努力と研鑽があることを改めて感じることができ、この場を借りて改めてお礼申し上げたい。また、これまでに取材やインタビューや調査でお世話になった医療機関や検査医療の専門家の先生方から教えていただいたことも、大阪大学人間科学部と人間科学研究科の学生・大学院生の皆さんからいただいた情報やヒントも、本書を執筆するのに貴重な材料となっており、この場を借りてお礼申し上げたい。なお、6章の「怪物のスープ――顕微鏡の社会的イメージ」は、巻末に掲載した山中の一九九七年と一九九九年の論文に加筆修正して掲載した。転載を許可いただいたぺりかん社および名古屋大学出版会に感謝の意を表したい。

目次

1

プロローグ
——器具から見る社会

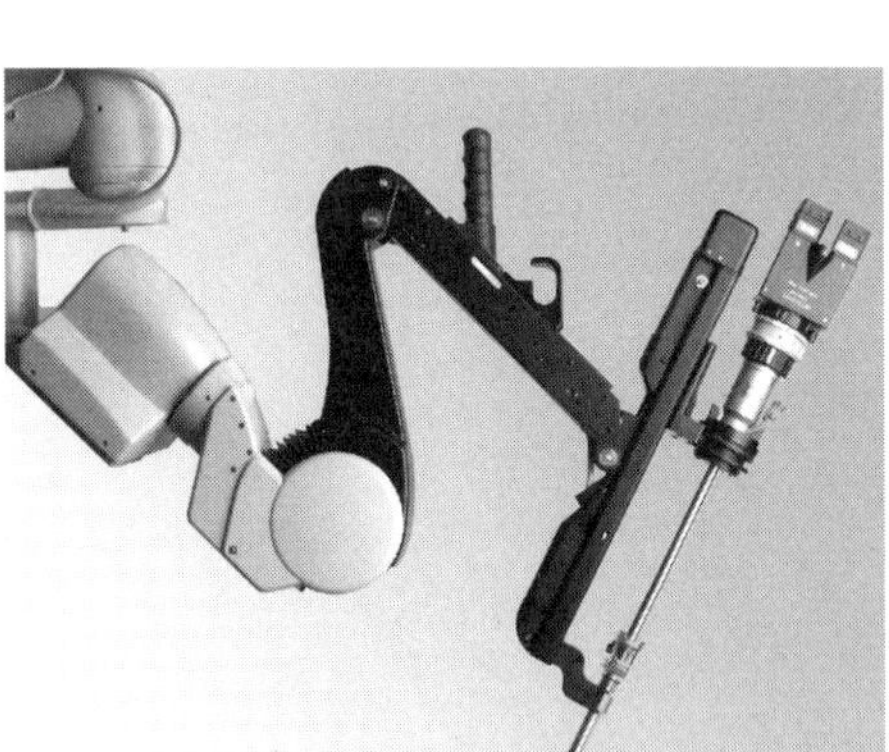

ダヴィンチ手術システムは、一九九九年にIntuitive Surgical社によって開発された、低侵襲ロボット支援手術システムである。このシステムは、ロボットが手術を行うわけではなく、すべての動作は外科医によって行われる。全世界ですでに一〇〇〇以上の病院に導入されているが、残念ながら日本では導入例はまだ少ない。出典："da Vinci Surgical System Camera Arm"(http://www.intuitivesurgical.com/) courtesy of Intuitive Surgical, Inc.

スマート・トイレット

「二〇三〇年七月一日　三六歳になるアンジェラ・ジェファーソンは、彼女のほとんどの知人同様、目覚まし時計「ヘルスウォッチモデル九〇〇〇」の執拗なおしゃべりで目が覚めた。『今日は月曜日です。時刻は午前六時です。』その小さな箱はさえずる。アンジェラは、その箱のなめらかな青い表面をじっと見つめた。そこに埋め込まれているマイクロレーザーが彼女の眼底をスキャンする。『眼圧、血圧、二酸化炭素濃度は正常です。』目覚まし時計は報告した。『しかし、やや脱水状態です。電解質カクテルを用意するように冷蔵庫に指示しましょう。』」

一九九九年にタイム誌に掲載された「ロボットは往診をするだろうか?」というエッセーの冒頭である。著者のゴーマンはこのエッセーの中で、ロボットが医師に取って代わる日は近い将来にはまずないと断っている。しかし、さまざまな健康関連のセンサーが日常生活に浸透して、われわれの生活をモニタリングするというような話はそれほど遠い将来のことではないようにみえる。「インテリジェンス・トイレ」と呼ばれる商品が、ある住宅メーカーで売られているのをご存じの方も多いと思う。二〇〇五年に発売されたこの商品は、尿糖値を測定する機能がトイレ本体についていて、体重計や体脂肪計や血圧計などの計測器がトイレにまとめられている。計測結果は、ホームネットワークに送信されて、分析結果とアドバイスが出てくる。アメリカでは、「日本企業が開発した知的なトイレのおかげで、あなたのドクターによる健康チェックを、トイレに行くことですませることができるかもしれない」（CNN）などと報道された。

シャワートイレとか、温座トイレとか、日本人はトイレにこだわるというイメージが外国にはあるらしく、座ると体脂肪率が測定されるトイレや、暗闇で光って、人が近づくとふたが開く便座なども、外国人はおもしろがって報道している。ニューヨーク・タイムズは、「日本は、あらゆる種類の道具にとりこになるので有名な国だ。この中毒はトイレにまで及んでいる」と指摘して、トイレ開発にしのぎを削る日本企業のさまざまな商品を紹介している。こちらは二〇〇二年の秋の話だ。記事のタイトルが「日本の名人　トイレット涅槃に近づく」とあって、トイレで深遠な瞑想にふける日本人を揶揄しているように見えるが、その趣旨は、未来のトイレは間違いなくこうしたものになるというものだ。とりわけインターネットにつながるメディカル・トイレットはもっとも可能性が高いと指摘して、将来「体重、脂肪、血圧、心音、尿糖、アルブミン、尿中血液などを測定する装置をトイレに組み込むつもりだ」という日本の研究者の談話を紹介している。こうした情報はインターネットを介して、かかりつけの医師や病院に送信され、健康状態がチェックされる。WellyouIIという、「インテリジェンス・トイレ」の原型になる尿糖値を測るトイレもここで紹介されている。

もっとも、いつ誰が便秘になっているのかとか、何を食った、何を飲んだ、といった個人的な情報が、こうした「スマート・トイレット」によってインターネット上に飛び交うのを危惧する向きもある。というのは、バイオセンサー技術の急速な発展で、あらゆる種類のソフトな監視システムが可能になってきたからだ。幸いというか、残念ながらというか、この記事が出てから六年経過するが、今のところ、スマート・トイレ発の個人情報に悩まされる人は私の周りにはいない。

アメリカの犯罪社会学者のゲーリー・マークスは、現代のソフトな監視システムは、監視するものとされるものの区別が明らかでないことが大きな特徴だと指摘している。監視カメラやDNAやバイオメトリクスなどを利用した監視システムの多くは、監視する対象者の自発的な協力を前提としている。監視の多くの部分が機械やコンピューターによって行われるために、協力者のプライヴァシーへの侵入は最小限ですむと考えられている。ちょうど、ハイテク医療が患者の体への侵襲を最小限にすませるように、監視カメラやDNA分析やコンピューターの検索システムは、人の手を介さずにソフトに各人のプライヴァシーをスキャンする。

イギリスのシェフィールドでは、当局が「反―唾吐きキャンペーン」の一環として、バスの運転手にDNA採取キットを配布したそうだ。バスのポスターには「吐けばわかる」と書かれてあって、「たとえあなたがどんな容貌かわからなくても、あなたは追跡され訴追されます。あなたの記録はDNAデータベースに残ります。永久に。」と警告しているそうだ。つまり、すでに犯罪者DNAデータベースに登録されていなくても、何年何月何日にどこそこで唾を吐いた人間としてあなたのＤＮＡは永久に登録されるというわけである。何かの拍子にあなたのＤＮＡがどこかのデータベースに登録されたら、あなたの正体は即座に知れますよという仕組みである。

この種の道具の出現を「バイオ・インテリジェンス時代」の到来と呼ぶ研究者がいる。ロボット手術や遠隔手術で著名なフロリダ大学の外科医リチャード・サタヴァは、ロボット手術、遠隔手術にとどまらず、バイオセンサー、診療ロボットにいたるまで、バイオ、情報、エンジニアリング技術の融合から派生するさまざまな先進の医療技術が、医療を革命的に変えると唱えている。彼は、日本のWellyouIIが発売されるはるかに前から、米国防総省の研究所、国防高等研究計画局（ＤＡＲＰＡ）で、通称「ミレニアム・トイレット」と呼ばれるプロジェクトを行っていた。トイレであらゆる医療検査を行い、それを医療情報システムに送信するというものだ。トイレにこだわる人は日本人だけではないのだ。

サタヴァの講演はYouTubeでも見られる。その中で彼は、内出血している部位に超音波をあてて、血液を凝固させて止血するという技術を紹介している。これが実現すれば、内出血をしていると思われる患者をスキャンして、体の外から超音波をあてるだけで治療できることになると言っている。映画『スタートレック』で、ドクター・マッコイがやっているように。彼はまた、スマート・シャツというような衣類の開発についても話している。これは軍隊で使用されるのだろう、銃で撃たれた時に、どの部分から弾が入って、どこにとどまっているのか、あるいは貫通しているのかをシャツが認識するというものだ。シャツを着ている人には、ありがたいような、ありがたくないような話である。

サタヴァは、あらゆるサイエンスフィクションは、科学的現実の先取りであると豪語しているが、確かにバイオテクノロジーと情報技術とナノテクノロジーなどの微細なエンジニアリング技術の融合によって、夢物語であったような技術が次々と登場しているのは事実のようだ。手術をするロボットや、体外から止血する超音波装置や、脳の信号で器具を動かす猿や、検査情報を刻々と送信するトイレ、知能をもった手術室など、私のような素人には大変に興味深い見物ではある。

こうしたテクノロジーの中には、不老不死の夢をめざすプロジェクトが結構ある。たとえば、ウェブ・オブ・サイエンスという学術論文のデータベースで、人間や生物の寿命に関する研究を検索すると、一九八〇年には一〇〇件程度であったものが、二〇〇七年には一八〇〇件近くある。老化や長寿に関する遺伝子や分子レベルの研究が急速に進んだせいで、今や人間の寿命を飛躍的に延ばすことができるかもしれないという議論がいたるところでなされている。おかげで、生物学的に見た妥当な人間の寿命という概念はゆらぎ、この余波は、「フェア・イニングス（fair innings）」という、妥当な寿命を前提とした医療資源配分原理への反論にまで及んでいる。米国では、急速に進化するバイオインテリジェンス・テクノロジーのせいで、米国民は三つの階層に分断されるだろうと指摘する人もいる。一番富裕な階層は、遺伝子操作やアンチエイジングの最新技術のおかげで、一五〇年くらい快適な暮らしを続けることができるだろう。二番目の階層は、アンチエイジング技術の恩恵を受けられないので、普通に死ぬが、生存中には適切な医療を受けられる。最後に、満足に通常の医療も受けられず妥当な寿命に達することなく死んでいく貧しい人々がいる、と。こうなるとテクノロジーの進化をおもしろがってもいられない。

「鉄の肺」と人工呼吸器

医師が行う医療行為が、たとえ誰がみても患者の命を救う行為であり、医学的に合理的な行為であっても、社会がよけいなものとみなすケースがある。医療社会学では、「医療化」という用語があって、なんでもかんでも病気に仕立てて、医療が介入することをよしとしない考えが第二次大戦後に登場するが、同じ頃に、過剰医療とか延命治療とか呼ばれて、治療行為が非難される事例が出てくる。それまで、治療の方法が不適切だとか、患者の評判が悪いとか、あるいはスキャンダルになったものは、もちろん、いくらでもある。瀉血やヒルを使った吸血治療や、精神疾患にもちいられたショックバス、回転機、ロボトミー、など、バイパス手術についても最近ではその有効性を疑う議論がある。ある時期には有望な治療法としてはやっても、後に残虐であるとか、無意味だとかいうラベルをはられる治療法はたくさんある。古代の脳外科手術なども、出土した人骨から、そうした実践が存在したことをわれわれは推測するが、当該社会でどのように見られていたかはわかったものではない。しかし、明らかに命を救い、生をつなぎとめるのに有効な技術が非難の対象となる場合がある。その一つの例は、人工呼吸器である。

意識を失って息をしていない人に、強制的に呼吸をさせる方法は、一九世紀後半にいろいろと考案されていて、シャッファー法とかシルヴェスター法とか、患者にまたがって体を押したり引いたりするのが一般的だったという。ドレーガーというドイツ人（ドレーガー社創始者）は、これを見て、プルモーター（pulmotor）という器具を開発し商品化した。患者の口にマスクをかぶせて、肺に直接酸素を送り込む器具である。緊急医療器具の一つとしてよく紹介されている。

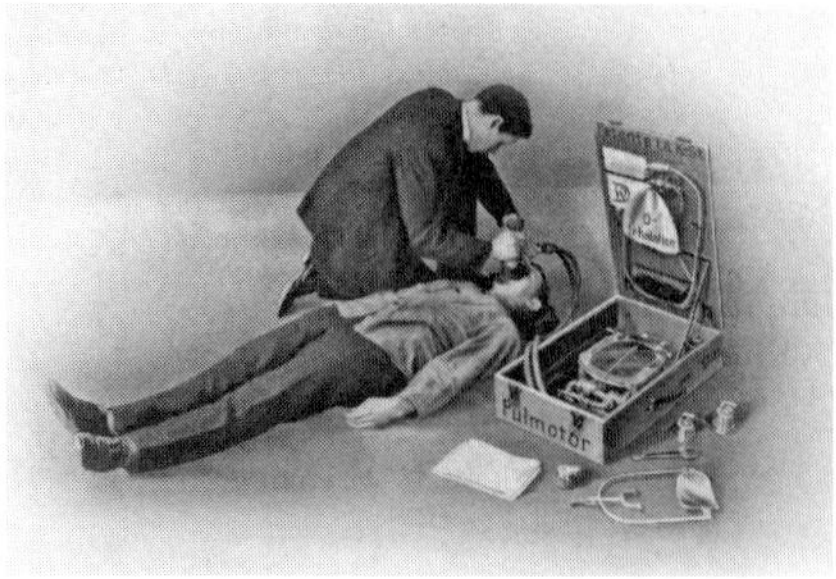

図 1-1.　ドレーガー社のプルモーター
ドレーガー社が公表している人工呼吸器の100年史より（Bahns 2007）

しかし、人が行う人工呼吸法やプルモーターのような緊急医療器具では、長時間にわたって、人工的に呼吸を確保することは困難である。一九二七年にハーバード大学の小児科医フィリップ・ドリンカーと生理学者ロイス・ショーらが開発した、いわゆる「鉄の肺（iron lung）」は、「長時間、安定して作動し、さまざまな年齢や体型の患者に対応し、呼吸の頻度と深さを調節でき、患者を傷つけることなく適切な人工呼吸を行える」器具として構想されたという。「鉄の肺」の歴史を書いたリチャード・ヒルのエッセーによると、ショーは当時、猫を使って呼吸の生理学を研究していた。麻酔をかけた猫を、首だけ外に出して、封印された箱の中に入れておくと、猫が呼吸する空気の体積がわかるという。猫が空気を吸い込むと猫の体がふくれあがるために、箱の中の気圧があがる。猫が空気を吐き出すと、気圧が下がる。これを見ていたドリンカーは、この関係を逆にしても成り立つと考えた。つまり、呼吸をしていない患者をそうした箱の中に挿入して、箱の中の気圧を人為的に変えてやれば、中に入れられた患者の肺はふくらんだりしぼんだりするに違いないと。

ドリンカーらが考案した器具は、鉄のドラムないしタンクのようなもので、患者はあおむけにタンクの中に寝かせられる。首にゴムの襟巻きをつけて顔だけをタンクの外に出す。タンクの内部の空気圧は外部から調節されて上がったり下がったりする。肺の中の気圧よりもタンク内の気圧が下がると、肺はふくれあがり、タンクの外に出ている口や鼻から空気が肺の中に流れ込む。逆にタンクの気圧が肺内部の気圧よりも上がると、今度は肺は圧されて、中の空気を外へ吐き出す。この機械は一九二七年にニューヨークのベレビュー病院に導入され、薬物中毒によって意識を失って呼吸をしていない患者に使用された。患者はこれによって完全に回復したという。

「鉄の肺」は、ポリオ（小児麻痺）で肺機能が麻痺した患者に有効であったために、一九四〇－五〇年代に米国でポリオが大流行したときには、全米の病院中に「鉄の肺」が並べられたという。ダニエル・ウィルソンの『ポリオと生きる』（二〇〇五年）という本には、肺に麻痺が及んだポリオ患者にとって「鉄の肺」は、「救いの天使」でもあり、「監獄」でもあったと書かれている。鉄の肺を怖れないポリオ患者はいなかった。タンクの中に入ることは彼らにとって、死を意味し、それを棺と受け取る患者もいた。しかし、肺の麻痺にみまわれた患者の反応は激烈で「棺」さえも「救いの天使」になる。「ホールにおかれた鉄の肺たちは、もはや〝怪物〟には見えなかった。救いの天使だった。看護師が、私を鉄の肺の中に滑り込ませても、私の胸の上の重し、耐え難い重しは何呼吸かは続いた、しかし、ダイヤルが調整されると、それは浮き上がった。あたかも死そのものが私の体と魂からうきあがるかのように」。

鉄の肺の社会的イメージは後の人工呼吸器のそれとは異なり、「鉄の棺」ではなかった。米国における「鉄の肺」の社会的イメージは、フレッド・スナイト・ジュニアという人物の名前と結びついている。スナイトはシカゴの富裕な一家の息子で、世界旅行をしながら、両親に会うために一九三六年北京にやってきて、ポリオに倒れた。当時二五歳であった。北京には東洋のジョンズ・ホプキンズと呼ばれる病院があり、ここには当時中国で唯一の「鉄の肺」が置かれていた。肺の筋肉が麻痺したスナイトは、鉄の肺で一命をとりとめたが、離脱することはできなかった。鉄の肺から抜け出そうと一四ヶ月の治療の闘いの末、彼は鉄の肺をつけたまま、というか、鉄の肺に入ったままシカゴへ戻る決意をする。病院から駅までは発電機を備えた救急車で、北京駅から上海までの一五〇〇キロは、特別にしつらえた貨物車で搬送され、さらに上海の港から二五名の医療スタッフとともに、アメリカに向けて出発した。マスコミは、「現代のもっとも驚くべき医療冒険旅行」とはやしたて、行く先々で彼は見物人に取り囲まれた。彼の行く末はどうなるの

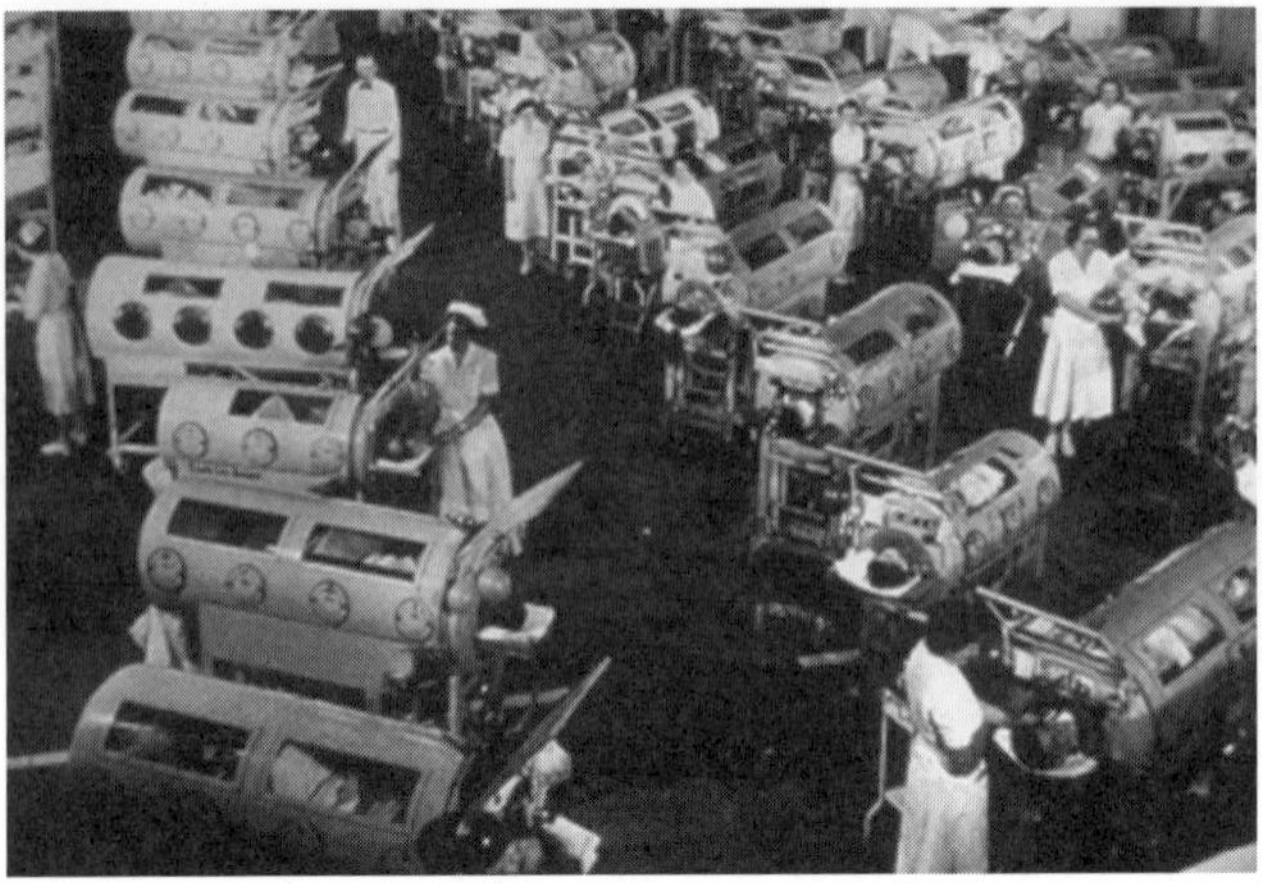

図 1–2.　1953 年ごろのカリフォルニア・ランチョ・ロス・アミーゴス病院の鉄の肺病棟の様子

（米国 FDA のウェブサイトより）

か。悲観的な論調は、いずれ衰えて死亡するだろうと推測し、楽観的なものは、回復して鉄の肺から解放されるとしたが、結果はいずれとも異なるものとなった。スナイトは衰えることなく、鉄の肺から解放されることもなく、そのまま生活を続け、著名なブリッジ・プレイヤーとなり、結婚し、子供を残し、一九五四年に他界した。スナイトのように死亡することもなく、かといって回復して離脱することもなく、鉄の肺とともに生活を続ける患者は相当な数であったらしい。一九五〇年一一月時点で、鉄の肺に依存している患者が、全米で五八三名を数えたとされている。

その後、ポリオに有効なワクチンが開発され、ポリオ患者は激減、また人工呼吸器も、「鉄の肺」のような陰圧式（つまり肺の周囲の圧力を下げることで肺をふくらませるタイプのもの）

から、陽圧式（肺に直接空気を送り込むタイプのもの）へと変化し、「鉄の肺」はとっくに医学史の一頁に収まってしまった器具かと思っていたら、インターネット上に、二〇〇八年五月にメンフィス郊外で亡くなったある女性の記事が紹介されていた。「発電機は鉄の肺の女性を見すてた」とある。この女性は、その生涯のほとんどを「鉄の肺」の中ですごした米国の最高齢ポリオ生存者と信じられていた。落雷が彼女の家の電気をとめ、非常用発電機も始動しなかったため、父親と義理の兄弟が交互に手動で鉄の肺を動かす中、彼女はその六一年の生涯を閉じたとある。彼女は三歳でポリオに感染し、以来、二メートル一〇センチ、三五〇キロの「鉄の肺」の中で生活し続けた。単に生存し続けたのではなく、彼女は学校や大学の授業も受け、名誉博士号を取得し、音声認識コンピューターを使用して子供向けの本を書き、政治キャンペーンのボランティアまでやっている。

インターネット上の医師のやりとりを見ると、日本でも、「鉄の肺」を使用して生活していた人が、少なくとも一九九八年までいたように書かれている。「鉄の肺」とそれを使用する患者は、医師にもことさら強い印象を残したようで、この器具に特別な思い入れのある医師の書き込みがいくつも見つかった。

鉄の肺は、必ずしもずっとその中で過ごさねばならない患者ばかりに使われたわけではない。夜間の就寝時だけこの中に入って、機械の補助を必要とする患者も多くいたらしい。ある程度自力で動ける患者にとっては、鉄の肺を自分で開け閉め出来る器具にしてもらうことはとても重要で、メンフィスで亡くなった女性のように、自宅でこの器具を使用する人にとってはとくにそうである。ヒルのエッセーには、呼吸を「鉄の肺」に依存する患者が自律して生活できるようにと活躍したイギリスの医療チームの話が紹介されている。こうしたチームの活動のおかげで、多くの患者が病院から解放され、自宅に帰ることができた。そしてついに一九九五年には、鼻マスクによって呼吸をサポートするという非侵襲的陽圧換気法（ＮＩＰＰＶ）が開発され、それまで「鉄の肺」の中で夜を過ごしていた患者は、はじめてベッドの上で寝られるようになったという。何十年も「鉄の肺」の中で生活を続けた患者が、この新しい技術によってベッドの上に深々と横たわり、技術の進歩に感謝する様は、想像に難くない。

呼吸ができないことは恐怖である。私の義父は、ちょっとした風邪から呼吸不全に陥り病院に入院したが、酸素マスクをしても呼吸ができない状態になった。ちょうど私が見舞いに行ったときには、彼はパニック状態になっていて、足をつっぱってもがいていた。パニックになるとますます呼吸ができなくなる。それでも血中酸素濃度がそれほど落ちていないので、看護師は本人を落ち着かせようとして、「大丈夫、大丈夫」と声をかけるが、そういわれるとますます彼は怒りの目で周囲をにらんであばれる。息が出来ないと気づいた本人の頭の中の状態を考えれば、ここはやはり周囲も大騒ぎすべきだと思うが、なだめる以外にてだてがない。これは端で見ていてとてもつらいものがある。結局、鎮静剤を打って本人を落ち着かせ、事なきを得たが、状態がさらに悪化すると、最後の手段として人工呼吸器の装着という話が医師から出てくる。このときの話は、気管を切開するものであったか、あるいは非侵襲性のマスク式のものであったか記憶がないが、これについて話す医師の表情は快活とはいえなかった。人工呼吸器の装着は命を救うのにどうしても必要だが、家族の同意がいるという。というのは、呼吸器をつけたが最後それから離脱できなくなる人がいるからだという。家族によってはこれを拒む人もいるらしい。なるほど、そこまでの医療介入はちょっとという考えもある。こういうと人工呼吸器だけで生かされる悲惨な生を思い浮かべるかもしれないが、世の中には心臓ペースメーカーをつけて生きている人がたくさんいるのと同様に、人工呼吸器をつけて生活をしている子供たちもたくさんおり、学校に通ったり、本を書いたりしている。血圧を下げる薬を飲まなければ命が危ない人もおり、脳内の髄液を逃がすための管を体内に通している人もいる。人工呼吸器はある種の人々にとっては、棺ではなく、体や生活の一部である。それは、われわれがかける眼鏡や補聴器や杖や、あるいは衣類や痛み止め薬と同様に、生活に密着した器具の一つである。人工呼吸器に関する、いろいろな資料を読んでいると、この器具がことさらに特殊なものではなく、インシュリンや透析装置や人工肛門などとその性格は基本的には変わらないことは明らかであるように思えてくる。

クリス・フュートナー（Feudtner, C.）の『ビタースイート　糖尿病・インシュリン・病の変質』（二〇〇三年）という書物がある。これは、インシュリン療法の開発が、糖尿病という病気の性質をどれほど激変させたかを詳細に論じたもので、一つの治療技術の登場が、医師と患者と病気の相互関係にどれほど重大な影響を及ぼすかがよくわかる。糖尿病患者がインシュリンを必要とするということを、われわれは何の抵抗もなく理解する。もちろん、インシュリンを打つという治療方法は、自然に存在したわけではない。インシュリンの合成に成功した研究者と、これを商品化した製薬会社があったわけである。インシュリン療法の登場によって、糖尿病に対する医師と患者の闘いは激変した。それまで糖尿病は急性疾患だった。とりわけI型糖尿病患者が長期間生存することはありえなかったので、糖尿病患者がその後経験せざるをえない、厳しい生活管理は彼らの問題ではなかった。糖尿病患者に課せられる厳格な生活管理は、インシュリン療法によって登場した患者の生と医師の実践の新しいあり方であると、その書物は伝えていた。インシュリンがなければ、糖尿病患者は生きていけない。しかもインシュリンがあることで、糖尿病患者は非常に特殊な生活を余儀なくされる。医師は、この生活の中で厳格な管理者の役割を引き受けざるをえない。人工呼吸器は、原理的には同様の問題を構成する。呼吸機能が麻痺したポリオ患者やＡＬＳ患者、あるいは肺機能が衰えた患者にとって、人工呼吸器はいわば急性疾患を慢性疾患に切り替える器具である。それは病から患者を解放しないが、一定の状況の中に患者を拘束する。この点では、人工呼吸器は数ある医療器具の一つの事例であって、決して特別な技術ではない。

ところが、医学史や医療社会学の世界にいる私にとっては、人工呼吸器という器具には特殊なイメージがある。それは、従来であれば自然にまかせればすみやかに死を迎えたはずの人間が、人工的器具によって特殊な生を、もう少しあからさまに言えば機械による不自然で強制的な生存を継続するようになったというイメージである。これは、私を含めたおそらく多くの一般人の人工呼吸器に対するイメージだろう。人工呼吸器のスイッチを止めるかどうか、人工呼吸器をつけるかどうか、こうした判断に、自然な死という問題や、死ぬ権利というような問題がからみついてくる。

日本には心臓ペースメーカーを装着している人は約四〇万人、血液透析を行っている人は二六万人くらいいるといわれている。ところが、人工呼吸器の長期装着者はおそらく二万人に満たない（二〇〇一年の厚生省の調査で在宅人工呼吸器装着者推定数は一万四百人）。しかも、人工呼吸器を装着して生活している人たちの生の声を、われわれはめったに聞くことはない。インターネットの普及のおかげで、われわれは、そうした人たちの団体やブログや生活を知ることができる。しかし、人工呼吸器をつけて生きるということがどういうことかを想像出来る人はきわめてまれだろうと思う。少なくとも、私には想像することが困難な世界である。それにもかかわらず、「人工呼吸器」はきわめてよく知られた医療器具である。それは相当な頻度でメディアに登場する。新聞記事数で見ても、それは「心臓ペースメーカー」、「酸素マスク」、「人工肛門」などの五〜八倍、「人工透析」の一・二倍の頻度で登場する。さすがに「抗生物質」の頻度にはかなわないが、医療器具の中ではもっともその名称が知られたものの一つであるといってもよい。その「人工呼吸器」の登場する記事のうち三割は、尊厳死、安楽死、脳死、医療倫理といった問題を扱っている。私を含めた多くの一般の人間が人工呼吸器に対していだくイメージは、この三割の新聞記事によって形成されているのではないだろうか。それは、生というよりは生存を機械的に維持する装置というイメージであり、「延命治療」という言葉と深く結びついている。

アメリカの医学史家、デビッド・ロスマンは、アメリカ人が医療技術に対して最初にネガティヴに反応した事例として人工呼吸器を挙げている。彼は、現代の人工呼吸器と昔の鉄の肺とは社会的な受容の仕方が異なっていた点に注意を向けている。鉄の肺をつけたまま移動したスナイトには、確かにネガティヴな反応はあったが、おおかたの反応は、きわめてポジティヴなものであった。とりわけこうした救命医療技術に対するアメリカ社会の態度は、非常に積極的なもので、このために鉄の肺はまたたくまに全米に普及したのである。一部の医師の中には、鉄の肺の中に患者を入れることをためらう者もあり、またこの器具に対する（延命率や治療率を基準とする）医学的評価は好意的であるとはいえなかったが、民間団体「全米小児麻痺基金（ＮＦＩＰ）」の猛烈な活動によって、鉄の肺は米国のあらゆる田舎にいたるまで普及した。その要因として、ロスマンは、いくつか興味深い点を指摘している。まず、「鉄の肺」を利用するポリオ患者の多くが、どういうわけか米国の中産階級であったこと。ポリオは白人の患者の発症率の方が黒人よりも高い。そのためにこの病気は、生活環境や悪い生活習慣に起因するものではなく、罹患者には発症について何の責任もないという点が強調された。第二に、患者の多くは子供や若者であって、このことが、鉄の肺の普及キャンペーンでは効果的に作用した。いずれにしても、「鉄の肺」はあらゆる病院に設置すべき医療器具として宣伝され、これを実現するための猛烈なボランティア活動と宣伝活動が行われた。ロスマンは、命を救うためにはコストを度外視したあらゆる手段が尽くされるべきで、あらゆる人にその手段へのアクセスが保証されるべきという、米国の医療デモクラシーの原型がこの器具の普及プロセスで生まれたとしているほどである。

ところが、一九七〇年代以降問題となる人工呼吸器の方は、様子がずいぶんと異なる。同じように、装着後、装置から離脱できなくなることが問題となっても、鉄の肺の場合は、呼吸機能以外は通常の日常生活が送れる若者や子供がイメージされていたのに、現代の人工呼吸器のイメージには、意識を失った老人が集中治療室で全身にチューブをつけられている様子が付随する。離脱できなくなる患者の平均年齢が影響しているかもしれないとロスマンは推測する。鉄の肺の場合は、患者はおおむね当初三〇歳以下である。腎臓透析の場合は四五歳以下で現代の人工呼吸器の場合は、六五歳以上である。

しかし、人工呼吸器のネガティヴなイメージ形成にもっとも重大な役割を演じたのは、カレン・クインラン裁判だろう。この裁判の日本への影響がどれくらいあるのか私にはわからないが、特定の医療上の処置が、裁判とその報道によっていわば「社会問題」化したことは事実である。クインラン裁判の詳細については、医療倫理や生命倫理の専門家の解説を見ていただきたいが、よく知られている事件の経緯はこうである。

一九七五年四月の出来事である。当時二一歳であったカレン・アン・クインランは、友人のパーティーでアルコールとバリウム系鎮静剤を飲んで意識不明となった。病院に運ばれるまでに彼女は呼吸が一五分以上にわたって二度停止し、入院後いわゆる「遷延性植物状態（ＰＶＳ）」に陥った。病院は彼女に人工呼吸器を装着し経鼻胃栄養注入を行いながら、回復治療を試みるが、数ヶ月しても回復の兆しは見られなかった。クインランの両親は、娘に対する「尋常ではない治療手段（extraordinary means of treatment）」の使用を中止するように求めたが、病院側が応じなかったために、意識を失っている娘の後見人として裁判所に訴え出た。「尋常でない治療手段」と「通常の治療手段」という区別は、ローマ・カソリック教会が採用している区別で、敬虔なカソリック教徒であった両親はそれに従い、回復の見込みがない娘につけられている人工呼吸器をはずすように求めたのである。一九七六年三月にニュージャージー州最高裁は、両親の要求を認める判決を下し、人工呼吸器の停止を認めた。同年五月には人工呼吸器ははずされるが、驚いたことにカレンは自力で呼吸を継続し、結局一九八五年六月に肺炎で死亡するまで生き続けた。

この裁判は、米国で医療倫理問題が社会問題化するきっかけとなった事件の一つと言われている。医療倫理上の複雑な問題、とりわけ安楽死と尊厳死の違いであるとか、安楽死にまつわる歴史的な経緯であるとかいった問題は、私には扱いかねる問題なので、専門家の書物を参照されたいが、ローマ・カソリック教会が採用しているという「尋常でない治療手段」と「通常の治療手段」という区分は、医療技術の社会的性質を考える上で興味深い。専門の文献などを見ると、この区分は特定の技術や治療方法の固有の性質にもとづいて設定されるものではなく、患者や家族のおかれた状況、医学的な回復の見込みなどを考慮して、きわめて柔軟に適用される区分であるようである。たとえば、人工呼吸器はおそらくＡＬＳ患者にとっては「通常の治療手段」であるが、遷延性植物状態に陥って回復の見込みのない患者には「尋常でない治療手段」に該当するというようにである。スナイトは敬虔なカソリック信者であったが、教会が彼の鉄の肺を「尋常ならざる救命装置」であるとして、その使用を中止するように勧告したことはない。また、この区分は患者に加えられる負担だけでなく、家族や地域社会に対する負担も考慮に入れており、単純で侵襲性の低い治療手段であっても、家族や社会に著しい負担を強いる治療手段などは、「尋常でない治療手段」に該当する場合がある。

しかしこうしたデリケートな区分は、一般には理解しにくいものだろう。人工呼吸器は尋常の手段ではない、というようなイメージがどうしても強く印象づけられる。こうした強力で「尋常でない治療手段」の登場によって、それを操る医師のイメージもずいぶんと変化したに違いない。残念ながら、医療に動員されるこの種の強力なテクノロジーの増加と患者が医師に対していだくイメージの変遷との関係をあとづけた研究を私は知らない。しかし、こうしたテクノロジーを豊富に配備している大病院の勤務医とそうではない開業医のイメージの違いは、やはり医療テクノロジーの種類と規模の相違に由来する面が大きいのではないかと私は思う。人工呼吸器のイメージに結びつくのは、大病院の集中治療室のような場所である。実際には、人工呼吸器を日常的に装着している患者の大部分が在宅の患者であるにもかかわらずである。家族の要望をこばんで、人工呼吸器の装着を続け、延命措置を続ける医師のイメージもやはり病院の医師のイメージであって、診療所の開業医のイメージではない。

元々、開業医の集団としての医師の職業的な義務には、人の死を看取るということが含まれていたはずである。「クリニック・バプチズム」という言葉があって、初期のキリスト教で、死の床についた病人の洗礼を行うことを意味したそうだ。一八世紀に心理療法の有効性が医師の間で話題になったときには、心理療法を行うのに適しているのは実は聖職者だが、聖職者は病床にやってこないので、医師がやらなければならないなどと書かれている。医師は、病人のベッドサイドで必要になるさまざまな役割を演じる必要があったわけだ。その中には、患者の最期を管理することが当然のように含まれていたはずである。こうした患者のベッドサイドが仕事場である医師の行う医学のことを、医学史ではベッドサイド医学と呼んで、一九世紀の病院医学、二〇世紀のラボ医学と区別している。一般に「臨床医学」と呼ばれている医学は、実は病院医学であって、患者の病床に赴いて、患者の話を聞き、家族を慰め、時にはその死を看取る役割は、ベッドサイド医学が担ってきた。ところが病院医学が台頭すると、医師は治療ということに重大な関心を払うようになる。病院（ホスピタル）は、元来は、慈善施設であるか、あるいは隔離施設であって、治療という目的は後から派生したものだが、医師が病院を管轄するようになってから、病院の機能はまず治療へ、それから教育へ、さらに研究へと展開し始める。病院のこうした変質の中で、医師たちは、いわゆる養護や保護の対象である不治の患者や障害者を養護施設へ移動させ、病院を治療目的に限定しようとしたのである。一九世紀には、治療可能な患者と不治の患者を分けて、前者を治療施設へ、後者は養護施設へ分離するようにという議論は、たびたび医師の側から提起されている。だから、生存を維持するためだけの装置の開発に、少なくとも近代の医師が情熱を傾けることはまずないのであるが、人工呼吸器は、常にではないにせよ、しばしばそうした役割をになうはめになってしまった。これは、病院の医師にとってもおそらくは困惑させられる事態であるに違いない。実際ロスマンは、クインラン裁判以前に、人工呼吸器がもたらす状況について困惑している医師の発言を見いだしている。

ブラスローという医学史家が、二〇世紀の精神医学上の治療法について論じている中で面白い指摘をしている。二〇世紀に登場したさまざまな精神医学上の治療法、たとえばマラリア療法、電気ショック療法、ロボトミーなどが医師―患者関係に及ぼした影響を、病院の記録から探っていくと、マラリア療法の登場は、医師の患者に対する態度を一変させたという。当時の精神疾患には、梅毒による痴呆患者が少なからず含まれていたが、医師たちはこうした患者に対して、しばしば侮蔑的な形容詞を用いて記述していた。ところがマラリア療法が登場すると、医師の記述は一変する。彼らは患者を対等の人間として扱い、その治療方法についても患者と相談するようになる。この原因を、ブラスローは、マラリア療法がもたらした治癒への希望であると解釈している。つまり医師は、治癒可能な病人に対して、より人間的な態度をとりやすくなる。この話がどこまで有効なのか、多少疑問はあるが、治療ということに職業的な使命感をもつ医師が、治癒の見込みのない患者に対して抱く感情はかなり複雑なものがあることは想像できる。このことは、もちろん、末期医療や緩和医療の意義を否定するものではない。むしろ治療というイデオロギーにしばられた医師のあり方を考え直す材料である。

「中途半端な技術」と医療経済

医療技術の社会的な問題については、もう少し別な議論もある。ルイス・トマスという米国の著名な医師が一九七一年に医療技術について書いたエッセーの中で、三つの技術について述べている。

一つは、「非技術（Non-Technology）」と彼が呼ぶもので、この技術は、病気のメカニズムや症状に向けられたものでは全くないが、患者をケアしたり勇気づけたりするあらゆる行為を含む。トマスは、さすがに医師であって、この「非技術」は医学にとってはとても重要なもので、現代でも、治癒の見込みのない多くの患者に医師が対するときには必要不可欠のものだと断っている。トマスの議論を紹介した最近の医学論文には、今日でも医療費の五〇％は、こうした活動にあてられていると述べられている。先ほどの話でいえば、ベッドサイド医学が行ってきたことの大半がここに含まれるものと思う。

次に彼があげるのは、「途上技術（Halfway Technology）」で、世間で話題になる多くの医療上のイノベーションがここに含まれる。この技術は、病気を根本的に治療しないが、病気がもたらすさまざまな問題を解決する。臓器移植、腎臓透析、人工呼吸器、バイパス手術、ステント手術、ガンの外科手術、放射線治療、化学療法などをあげて、彼はこうした技術を「高度に洗練されていて、深遠なほど原始的」と評している。たとえば、動脈血栓に対するバイパス手術は血栓ができるということそのものは放置して、できた血栓による害を回避することだけを目的としている。臓器移植は、病気になった臓器を治すことなく、他人の臓器で置き換える。透析は、腎臓の疾患を直すことなく、腎臓の代わりを機械で行う。人工呼吸器は、肺の機能を回復させることなく、肺の代わりになる。こうした技術には、巨額の費用がかかり、病院施設の際限もない拡張を必要とすると彼は主張する。

最後に彼は、「高度技術（High Technology）」について語る。「高度技術」は、病気を治療したり予防したりする決定的な技術である。特定の病原体に対してワクチンで免疫を獲得すること、抗生物質で感染症を治療すること、肥満をコントロールして糖尿病を予防すること、食事や生活習慣をコントロールして血管疾患を予防することなど、予想に反して、複雑な装置や器具を用いないものばかりがあげられている。それは、病気のメカニズムの真の理解にもとづいて形成されるもので、いったん利用できるようになれば、相対的に安価で、シンプルで、容易に提供できるものばかりだという。

いうまでもなく、トマスの議論のねらいは、「高度技術」が花開けば、いずれ金のかかる「途上技術」は、「中途半端な技術」として不要になるだろうというものだ。そのためには、「研究」が必要だと彼は主張する。この一見無造作に行われた区分は、その後さまざまな文脈で引用され議論されるようになる。私も最初に読んだときには、何も感心しなかったが、考えれば考えるほど興味深い区分と思うようになった。「途上技術」の多くが、外科的な領域の技術に焦点をあてていることや、「高度に洗練されていて深遠なほど原始的」という表現には、研究者であり内科医であり、また詩人でもエッセイストでもあるという彼のプロフェッショナルとしての立場が鮮明に出ていて興味深い。彼は、一九七九年に早くもヒト・クローンという問題についてふれて次のように述べている。「人のクローンは科学について憂慮すべき事柄のほとんどのリストにのるだろう。人間の行動のコントロールや、遺伝子工学、脳の移植、コンピューター詩、プラスチックでできた花の無制限の増加と並んで」。

残念ながらトマスは一九九三年に他界し、ヒト・ゲノム・プロジェクトと遺伝子工学のその後の展開を見ていない。果たして彼は、遺伝子治療を、「途上技術」と呼んだだろうか、それともついに「高度技術」が花開く時代が到来したと考えただろうか。DNAを解析することで、将来罹患しうるあらゆる病気を予防する行動を人々がとることをバラ色の未来と考えただろうか、それとも悪夢の未来と考えただろうか。健康にとりつかれることを「根本的に、きわめて不健康なこと」と考えた彼は、最後に医学は間違っていたといっただろうか。

それはともかく、トマスの議論はしばしば医療資源や医療経済の問題に引き合いにだされる。

疾患を治療することなくそれに対応しようとする医学が膨大な医療資源を必要とすることは、予防医学の重要性を強調する人たちも指摘している。しかしトマスが指摘するように、医学研究を続ければ、いずれ「高度技術」が登場し、病気の完全な治療が可能となり、医療費も下がるのだろうか。

トマスの指摘とは逆に、通常は、医療技術が高度化すればするほど、医療費はかさむ。トマスや一部の医療経済学者の中には、医療技術の開発が高度になれば、現在では治療できずに、その症状を緩和するために膨大なコストをかけているような疾患を治療できるようになるかもしれないと主張するものがある。たとえば、ガン、腎臓病、血管系疾患などは、治療が困難なために、一人の患者に対して巨額の医療費がつぎこまれている。技術開発によって、こうした患者を完全に治療できるようになれば、負担ははるかに軽くなる、というものである。つまり、最初は、開発コストがかかり、医療費が高騰しても、いずれその効果が現れて医療費は低下するという議論である。しかし、この種の議論はそれを実証している実例がないために、あくまで仮定の上に仮定を重ねたものである。技術開発によって、医療費が顕著に低下したという国の実例を私は残念ながら知らない。逆に、医療技術開発に巨額の投資をしている米国の医療費が世界でも突出して多く、その割に住民の健康状態は芳しくないという話はＷＨＯのレポートを読むまでもなくよく知られている。

個々の技術開発では確かに、以前には治らなかった病気が治るようになり、それまでに必要であった施設や人員が不要になるということはあるだろう。結核療養所やポリオ患者の生活していた鉄の肺などは、抗生物質やワクチンといった「高度技術」の出現で不要になった。しかし、不要になった「非技術」や「途上技術」をはるかに上回る速度で、次々と新たな「途上技術」が登場しているために、全体としての医療費は高騰するばかりである。ほとんどの技術は製品や商品として最終的に患者に届けられる。当然のことながら、コストを回収するためにそれらは一定頻度以上使用されたり、服用されたりする必要がある。コストを下げるためには大量に生産せざるをえず、そのためには大量に消費または使用される必要がある。病院が抱える膨大な医療器具は、どれも無償で提供されているわけではない。これらの器具の償却をするためには、どんどん使わなければならない。結核療養所や鉄の肺を並べていた部屋などはあっという間に新しい器具やスタッフで埋まってしまう。

途上技術から高度技術への発展は、伝統的な医師のイメージを復活させるものとしても考えられていたのかもしれない。医師がエンジニアのような職業から、もう一度「非技術」に回帰し、人をケアし、助ける職業に立ち返る可能性をトマスは考えていたのかもしれない。同じようなことを、医療に情報技術を導入しようとする人たち、あるいは情報技術がもたらす未来の医療を考える一部の人たちも主張している。そういう人たちは、情報技術が医師を技術的なさまざまな業務から解放し、もっと人間的でエモーショナルな活動に専念させるのではないかと思い描く。しかし、高度技術も情報技術も、いずれもその影響はむしろ逆であるように思われる。医師は、ますます、医療の技術的な問題の管理者という側面を強め、患者は、医師に対してますます技術的な優秀さを求めるようになる。患者の消費者としての立場を強調する現代の風潮が、その傾向を助長しているのは間違いない。なぜなら、医療を一種のサービスと受け止める患者は、医療機関に対してそのサービスの技術的優秀さをますます求めるようになるからである。サービス業であり、医療技術管理者であり、かつ信頼される医師であるという、このバランスを保つのはなかなか困難な仕事だと思う。

ちなみに、医療技術の高度化に伴って医療費が高騰するということを認めても、実際にはそれに対する対応策を講じるのは困難である。ロスマンは人工呼吸器が医療の過剰介入や延命治療に対するアメリカ社会の拒絶反応を引き起こしたと指摘しているが、これを引き金にして登場した生命倫理学者や医療経済学者たちの、医療資源配分論の議論に対しては批判的である。この問題はいずれ日本でも社会的な問題となるだろう。米国では、医療経済の状況は大統領選挙の争点となるほど深刻である。高騰する医療費を何とかしなければならないという認識と、医療は人間生活に過剰に介入しているという認識は、すでにアメリカ人には共有のものとなっているとロスマンは指摘するが、ではどうするのかということになると話は複雑である。たとえばこういう議論がある。病気を治すこともなく、回復の見込みもないのに、膨大な医療資源を患者につぎこむのは、患者も望まないし、社会も望まない。だから、どういう場合に、既存の医療資源をつぎこむべきか、つぎこまざるべきかを判断する基準が必要である。こうした基準の一つとして、しばしば年齢が上げられる。たとえば高齢者に対する腎臓透析や人工呼吸器の利用を制限しようという考えである。高齢者には人間的なケアと介護が必要だ、しかしハイテク治療装置は不要という議論である。フェア・イニングスという、冒頭で触れた話もこれに関連する。誰もが生物学的にみて妥当な生涯を送るために医療資源を利用する権利を持っている。しかし、すでに十分に生きた人々は、若い人たちのために、その利用の権利を譲るべきであるという考えである。これは確かに慎重に表現され、慎重に扱われるなら、コンセプトとしては、多くの人の賛同を得るかも知れない。しかし実施に移すのは困難である。米国のように、医療と保険の大部分が民間セクターにゆだねられている国では、制限は、メディケイドやメディケアのような公的医療制度の枠組みに限定される。つまり、上述のような医療資源へのアクセスが制限されるのは、実際には、貧困層ということになる。富裕層は、相変わらず無制限に医療資源を利用できる。高額の保険や、自費で高価な治療費をあがなおうとする富裕な老人を法律で制限することは困難である。長寿技術の開発で米国は三つの寿命の大幅に異なる階層に分断されるだろうという予言が、不気味な現実味を帯びるのはこのためである。日本でも他人事ではない。医療の自由化、市場化が進めば当然、保険で認められない診療が自由診療の形で展開されることになる。ここに延命治療への医療経済的な批判が集中すれば、米国と同様の状況に陥る。

医師の職業と技術

医療社会学という社会学の分野は、一九六〇年代の医療批判の時代に急速に発達したという経緯もあり、伝統的に医師を専門的知識にもとづく権威をもった職業集団として理解する。一般にそうした職業を、アングロサクソン諸国では、プロフェッションと呼んで他の職業と区別する傾向がある。プロフェッションといえば、フランス語では職業一般を指すが、英米圏では、医師、弁護士、会計士など、専門的知識にもとづいて一定の社会的権威を有する職業のみを指す場合が多い。そのために、上昇に成功した職業集団をモデルとして、プロフェッション化しようと努力する多くの職業群が存在する。医師は成功した職業集団の典型であり、その職業的権威を背景として、患者や他の職業集団に対して一定の権力を行使すると考えられている。医師という集団を対象とした研究は、プロフェッション研究の中でももっとも豊富にあり、医学生が医師になってゆくプロセスや、病院内での医師の振るまい、患者との関係、医師会のような集団の政治的行動、市場における他の競合職種との関係等々、さまざまな側面が研究の対象となっている。おそらく、これほど研究されている職業集団は、他にないだろう。もっとも、ほとんどの研究は英国や米国のもので、日本や大陸ヨーロッパ諸国についてはそれほどではないし、当のドクターたちは、そのことをあまり知らないように見える。

そうした研究の中で、医師と一言でいってもその中味はずいぶんと違っていて、医師の資格のある人を同質な集団のように考えるのは誤りだと主張する人たちがいる。たとえば開業医と大病院の勤務医は、おかれている状況も異なれば、判断の仕方も違う。臨床医と研究医でも違う。内科医と外科医もずいぶんと違う。その職業活動のほとんどをラボで過ごし、患者との接触がほとんどない病理医と一般の臨床医では、職業の中味がずいぶんと異なる。同じ精神科の医師でも、精神分析を行う医師と、神経学的なメカニズムを問題にし、薬物による治療を行う医師では、病気に対する考え方も患者への接し方も大きく異なる。医師集団の中味は、このようにかなり異なった種類の職業集団にセグメント化されていて、セグメント間の相違は、かなり大きいというのである。

たとえば、イギリスの代表的な臨床医学雑誌ブリティッシュ・メディカル・ジャーナルが、「医療化」という特集記事を組んだ際に、アルコール依存やうつ病などの境界上に位置する現象を病気と考えるかどうかのアンケート調査の結果を公表している。この結果を見ると、開業医と医学アカデミシャンの相違は、問題によっては、医学アカデミシャンと非医学アカデミシャンの相違よりもずっと大きい。肝硬変、ぜんそく、アルコール依存、高血圧、緊張症、うつ病などを、医学アカデミシャンの多くは病気と考えておらず、病気と考えない割合はしばしば非医学アカデミシャンよりも多く、これらを病気と考えない中学生の割合に接近する。一般に研究医は病気の範囲を開業医よりも狭くとらえる傾向がある。これは研究医の多くが、非常に限定された疾患を対象としており、対象を狭く限定することに職業的な利害関係を有するからであろう。他方、開業医は、さまざまな疾患をみなければならず、疾患の範囲が広いほど、その営業範囲が広がるということとも関係しているように思われる。精神医学でも、精神施療院のような特殊な施設で活動する施設精神科医は、診療所を拠点とする精神分析医よりもずっと疾患の範囲を狭く考える傾向がある。

医師のセグメントは、どうしてできるのだろうか。一番わかりやすいのは、新しい技術の登場に付随するというものだ。放射線という技術が医療に用いられるようになると、放射線医という専門医が発生する。顕微鏡や化学分析が用いられるようになると病理医という専門医が発生する。しかし、そうではないセグメントもある。伝統的には臓器別に専門医が分業している。心臓内科、脳外科、消化器内科、耳鼻咽喉科、というようにである。これは、元々は一体化していたものを、効率性の観点から分割したという意味で、本来の意味でのセグメントである。しかし、外科や産科のように元々職人の領域にあって後に医学にとりこまれたような分野もある。逆に、植物学のように、従来は大学医学の重要な一分野であったものが、徐々に外にはじきだされるものもある。したがって、セグメントはさまざまな理由で発生し、またさまざまな理由で消滅するとしかいいようがない。ただ個々のセグメントにとって、何がその領域の医師たちの仕事の性質を決めるのかということを考える場合には、三つの問題に議論はしぼられるように思う。一つは、彼らが活動する場所であり、次に彼らが相手にするクライアントであり、最後に彼らが用いる技術や技能である。医師の活動場所は、患者の家のベッドサイドであったり、病院であったり、大学であったり、あるいはラボであったりする。それぞれの場所には、規則やマナーや約束ごとがある。どのように収入を得るのかということも重要である。クライアントが、富裕な階層であるのか、中間層であるのか、あるいは貧しい人々であるのかといったことも、医師と患者の関係にとって非常に影響する。しかし職業的なアイデンティティにもっとも影響するのは、やはり彼らが用いる技術や技能ではないだろうか。

たとえば内科医は、外科医が用いるような器具を使うことをためらう傾向が伝統的に強かった。外科医は元来は大学の外でトレーニングを受け、その職業文化はアカデミックというよりも職人文化のそれに近い。外科医が用いるさまざまな道具は、外科医という職業身分と不可分のものであるので、多くの内科医はそれに類した器具を用いることを忌避したという。外科医が内科医の道具をさけるのかどうかはわからない。しかし、内科医的なビヘイビアを外科医が嫌うという話はよく聞く。治療方法を決定せずに様子を見たり、危険な介入に対して慎重になったり、何もしないままに患者を死なせたり、といったことを外科医が非常に嫌悪するというのは、かなりユニバーサルな現象であるように思う。こうした傾向は、ある程度まで外科医と内科医の歴史的発展の産物であるかもしれない。大学内に編入されてもなお、かなりの間、徒弟的な職業訓練の伝統が外科には存続し、職業文化の形成に寄与したのかもしれない。また、外科医が圧倒的に男性中心の集団であるということも、職業文化の特性には影響しているかもしれない。女性の医療人類学者が行った外科医のモノグラフには、外科医と男性性がいかに不可分の関係にあるかが執拗に描かれている。しかし、同時に、外科医の職業活動の中心をなす手術という実践を考慮しなければ、そうした特性はなかなか理解しがたいものになるだろう。外科医に特徴的といわれる、技術への信頼、冒険的な治療への強い関心、困難の克服への強い意志、こうしたものは、外科医の用いる技術や技能と深く関わっているように私には思える。外科医のリチャード・ゼルツァーは次のように述べている。「内科医と外科医の違いは何か。外科医は、歯の先まで武装して、肉体を制圧しコントロールしようとする。内科医は、病気と妥協してまで薬でその肉体と協力しようと努力する。一方は、戦士のスタンスで、もう一方は政治家のそれだ」……冒頭にふれたリチャード・サタヴァももちろん外科医である。

外科医は社会学がこれまであまり注意を払ってこなかった集団である。外科医のモノグラフは結構あるが、医療社会学で医師といえば、たいていはフィジシャン（physician）つまり内科医を想定したものである。医師と患者の関係でも、外科医と患者の関係はモデルの中に組み込まれているのかすら怪しい。サタヴァが紹介するような技術が外科手術に浸透したときに、果たして在来の外科医文化はどう変わるのかは興味深い。外科手術のように、外科医から外科医へと伝達され、標準化の程度も低い手技が、情報技術の浸透によってどのように変わるのか、「根拠にもとづく医療」と呼ばれる運動が果たして外科手術のさまざまな流儀のすみずみにまで及ぶのかどうか。未来の医療技術はさまざまな意味で、臨床文化を改変する可能性がある。

ゼッカという研究者が、腹腔鏡手術が外科医の職業文化にもたらした衝撃的な影響について詳細な研究を行っている。ゼッカによれば、腹腔鏡手術は、伝統的な開腹手術で用いられていた外科医の技能の多くを不要にし、外科医の職業的アイデンティティに深刻な影響を及ぼしたという。新しい技術の登場によって、従来の技能が不要になったり、その価値が低下すると、当該職業集団には深刻な問題が発生する。技能に基づく従来のヒエラルキーが機能しなくなると、教育や訓練における混乱が生じる。ちょうど伝統的な集落における長老の地位がラジオからもたらされる彼らが知らない情報によって動揺するように、ときに新しい技術は、在来の技能への過度の軽視と忘却を引き起こすかもしれない。たとえば、開腹手術では外科医は触覚によって視覚を補う必要があるという。どんな部位も目を近づけて確認できるとは限らないからである。血管や病変部位にふれることで判断をしなければならないことも多いため、外科医の技能には特殊な触覚の使用が重要な要素になっている。腹腔鏡手術では、担当医はモニターを眺めながら手術を行う。患部に直接ふれることはできず、また開腹手術のように自分の目で確認することもできない。医師はどうするか、モニターに映った映像を解釈しなければならない。しばしば彼は、その状況を開腹手術の状況に翻訳しながら、事態を判断しなければならない。実際には、腹腔鏡手術でも、医師は、挿入している器具を伝わってくる感触によって、触覚的情報を得ているらしく、そうした感覚に慣れる時間はかなり短いという。しかし、開腹手術で伝承されるべき全ての技能が、あたらしい腹腔鏡手術で必要なわけではなく、また、それで十分であるわけでもない。いわば二つの技術を用いるのに必要な技能は、重ならない部分を持つ二つの集合である。新しい技術に注目が集まるにしたがって、古い技術に必要な技能と新しい技術に必要な技能のずれにあたる部分は、どうしても軽視される。場合によってはそうした技能の伝承が途絶え、外科医集団は重要な技能の一部を無意識に放棄しているかもしれない。これはイノベーションが職業集団にもたらす深刻な影響の一つであると私は考える。それはまた、しばしば社会にとっても重大な損失をもたらすものでもある。

2

「不可解な過去」

――技術と社会の奇妙な関係

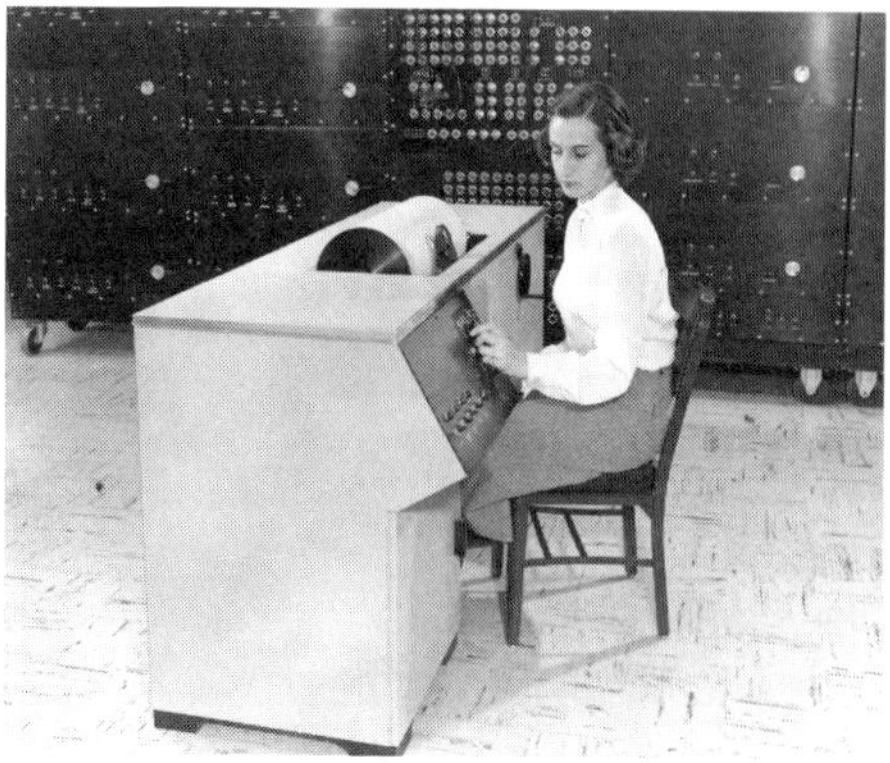

写真の「差分分析装置（Differential Analyzer）」は、インスツルメント研究所でマーグラーによって開発された。ルイス航空推進研究所でデータリポートを準備する技術者。出典："Differential Analyzer". Courtesy of NASA, Great Images in NASA.

モノのマイナーな研究

「大学は過去五〇年の間に科学史に対する関心を高めてきた。しかし学者たちは、哲学的で理論的な話ばかりで、科学のデータを生み出す器具について何かを考えるということはなかったのである。ＩＳＩＳ［米国の著名な科学史雑誌］の文献目録を探しても、科学史の中で器具を扱っているものは一パーセントもないのである」

顕微鏡の歴史の専門家であるターナーがそのエッセーの序文に書いている愚痴である。ターナーのいうことはもっともである。少なくとも一九八〇年の段階では、科学器具の歴史は非常にマイナーな分野であった。科学史そのものが歴史学の中ではマイナーであり、器具の歴史はさらにその中でうんとマイナーな分野である。おそらく、医療器具の歴史はそれよりももっとマイナーであるかもしれない。血液循環説や細胞説やコレラ菌の発見は、医学史では詳細に説明されるが、ポンプや聴診器や顕微鏡といった器具についてことこまかに説明されることはまれである。ターナーのように、顕微鏡に打たれた刻印だの、独特の装飾などの意味や年代について議論する者は、博物館の学芸員にしか理解されなかっただろう。私も実は彼のエッセーを読んでも、意味がよくわからなかった。しかし、その後科学史は、器具や道具に対して重大な関心を払うようになる。

おそらく、一九九〇年にターナーが調べていれば、器具を扱う科学史は数十倍にふくれあがっていることを発見したに違いない。

サイモン・シャッファーとスティーヴン・シェイピンの古典的な著作『レヴァイアサンとエアポンプ』は一九八九年の出版である。この本は、真空をめぐるホッブスとボイルの論争を、エアポンプという器具に焦点をあてながら論じたもので、著者らの思惑は、実験科学も社会的に構成された空間の中で形成されるということを主張しようとしたものだが、そのインパクトはむしろ、科学における器具の社会的役割という方向に強く表れることになった。科学知識の社会学と呼ばれるイギリスで起こった科学社会学の流れも、科学の現場により接近することを試みるなかで、図らずも現場における科学のツールの重要性にスポットライトをあてることになった。それまでの科学哲学や科学史が科学者の書いたものを対象にしていたのに対して、科学者の活動そのものを対象にしようとすれば、いやがおうでも彼らが立ち働くラボに充満している無数の器具の役割を認識せざるを得なくなる。ラトゥールやキャロンのように器具と人間を対等に扱おうとする主張も、次第に突飛なものではなくなってくる。科学器具が、科学の客観性に重大な変容をもたらしたとするガリソンらの議論も、九〇年代には登場し、科学史はさながら器具や技術の狩猟場となった観がある。もっとも、在来の器具や道具の歴史にありがちな、モノへのマニアックなこだわりのようなものは、さすがに背後に引いて、器具や道具の社会的で哲学的な側面がクローズアップされてはいる。しかし、子細に見ると、こうした器具や道具を扱う研究には、どこかしらモノに対する理屈抜きの興味のようなものが感じられるのである。

さて、医療器具についてはどうだろうか。こちらも実は、レントゲンやPETやCTやセルソーターなど、医療器具を扱うさまざまな研究が出ている。従来、残虐な治療として社会的に批判をあびた精神外科術や電気ショック療法などについても、改めてその社会的意味をニュートラルに考える研究が増えている。こうした、傾向の背景には、やはり二〇世紀末に生じた一連の技術革新の影響が影を落としているように思われる。

テクノロジーの社会的影響

器具や道具の歴史はきわめてマイナーな分野であると書いたが、テクノロジーが歴史家をはじめとする人文学者の関心をひいてこなかったわけではない。少なくとも一九世紀後半以降、どの分野にもテクノロジーの発達に重大な関心をもった知識人がいる。経済学ではシュンペーター、美術史ではパノフスキー、文学ではサイファー、都市史ではマンフォードといった著名人がすぐに思い浮かぶ。彼らはいずれも、テクノロジーが経済や美術や文学や都市にもたらす影響について、重大な関心を払っている。その関心のある部分は、テクノロジーに対してかなりネガティヴな評価を伴っている。民主的技術と権威主義的技術の区別を主張したマンフォードは、技術の社会的性格について指摘した最初の歴史家かもしれない。マンフォードは、特定の技術が、特定の社会関係や権力関係を前提としたり必要としたりするということに注意を促すという点で、マルクスの後継者でもあり、また戦後の環境運動における技術評価の先駆けでもある。器具や道具を論じる場合に、この論点は、どうしても避けることができない問題であるので、いくつかの例を挙げながら、考えてみよう。

たとえば、マルクスの次のような指摘がある。

「社会関係は生産諸力と密接に関係している。新しい生産力を獲得すれば、人々はその生産様式を変更する。そして生産様式を変更し、その生活の糧を得るやり方を変更することによって、彼らはそのあらゆる社会関係を変更するのである。手回し式ミルは封建領主のいる社会を、蒸気式ミルは産業資本家のいる社会をもたらす」。

これを単純に読めば、封建社会は手回し式ミルによって、産業資本主義は蒸気式ミルによってもたらされたということになる。資本主義は結局のところ、一連の技術革新の産物であるということになる。マルクス主義者は、こんな単純な図式に怒るだろうが、特定の技術が特定の社会制度や社会関係と不可分の関係にあることを理解するためには、興味深い指摘である。手回し式ミルは、比較的少数の熟練労働力を必要とするが、蒸気式ミルは多数の未熟練労働力を必要とする。手回し式ミルは、小規模な職人の工房に適合し、蒸気式ミルは大規模な工場に適合する。職人の存在は、職業的ギルドを前提とし、ギルドは閉鎖的な封建社会を前提とし、封建社会には封建領主がいる。工場労働者は、流動的労働人口を前提とし、それは開放的な資本主義社会を必要とし、資本主義社会には資本家が存在する。

歴史家のホワイトは、同様の議論を軍事技術について展開している。

「戦闘における馬の利用の歴史は三つの時期に区分される。馬車の時代、膝の圧力によって乗馬している騎馬兵の時代、そしてあぶみを備えた騎馬兵の時代である。戦闘において馬は常に歩兵に対する騎乗の兵士の優位を与え続けてきた。その軍事的利用におけるそれぞれの改良ははるかな社会的・文化的変化に関係しているのである」。

これらの議論は、技術革新が一定の社会制度や社会関係を生み出したように理解されれば、技術決定論の一種である。しかしながら、技術と社会関係が相互に依存しあう関係であることを理解すれば、必ずしも技術決定論と解釈される必要はない。

環境運動家のジェリー・マンダーの次のような著名な発言を考えてみよう。

「もし、あなたが原子力発電所を受け入れるなら、あなたはまた、技術・科学・産業・軍エリートを受け入れるのだ。責任をもったこれらの人々がいなくては、原子力をもつことはできないであろう」。

ここでは、原子力発電所がただちに技術・科学・産業・軍エリートを作り出すと主張されているわけではない。しかし、こうした社会制度を欠いた社会では、原子力発電所は機能しないのだと主張されている。原子力発電所を機能させるためには、技術とモノだけでは不十分で、それに適合的な社会関係が必要になる。だから、特定の技術を受け入れることは社会的なリスクを背負うことになる。実は、医療器具についてもこうした指摘が行われることがある。アメリカの病院におけるレントゲンの普及を調査したハウエルは、レントゲンの普及が、病院における放射線医の存在、検査費用の制度的整備など、社会制度の生成を前提としていることを指摘し、レントゲンという器具が病院に配備されただけでは何も機能しないと述べている。実際、こうした社会制度の成立を欠いているために機能しない技術は無数にある。医療の分野でいえば、医師の診断を支援するためのさまざまなプログラムがそうである。米国では、一九六〇年代から、こうしたプログラムが盛んに開発され、臨床情報学は未来の医療を予示するもののように言われた。しかしその有効性を実験で示したほとんどのプログラムは、医療現場に普及することは全くなかった。スタンフォード大学で、臨床情報学のこうした運命について話してくれたアルトマン教授は、臨床情報学は日々が「医師との闘い」だったと語った。とりわけ彼が重視したのは、銀行員とその顧客の関係とは異なる医師と患者の社会関係であった。医師がコンピューター・プログラムを日常的に診療で使用するためには、彼女あるいは彼は患者の前でコンピューターの画面を眺めながらキーボードをたたく必要がある。これは現場の医師にとっては、患者との関係に重大な影響を及ぼすように感じられたのである。今日電子カルテが医療現場に導入される際に、医師がまず懸念する問題である。

マンフォードは、技術には、民主的な技術と権威主義的な技術があると述べて、民主的な技術は、小規模で個人あるいは少数の集団によって動かされるものだと指摘している。機織り機やろくろや鋳造のための道具などがそれである。これに対して、ピラミッドや軍艦や城塞などは多数のヒエラルキカルな人間集団が動員されなければ機能しない。その技術はその性質上、権威主義的な社会関係を必要とし、またそれを作り出すのである、と。マンフォードの議論の延長上には、テクノロジー批判の代表的な論客であるラングドン・ウィナーやジャック・エリュールらが位置する。ウィナーは、原子力発電所のような技術は、その性質上きわめてヒエラルキカルな命令系統を必要とするが、これを用いる社会は、そうした関係が技術の外にスピル・アウトしないようにたえず注意しなければならないと述べている。注意しなければならないのは社会関係だけではない。エリュールは、特定の技術がもたらすイデオロギー的で文化的な影響についても警告している。

「道徳や人間の判断からは独立して、それ自体として自らを正当化する技術は、新しい価値や、新しい倫理を作り出す創造的な力となる…。技術的倫理は、少しずつ具体的に形成される。技術は、人間に対して、正確さ、まじめさ、現実的態度、そして何よりも勤勉の徳、それに人生の一定の態度（穏健さ、献身、協力）を要求する」。

実際、一九世紀後半にドイツで化学の実験室が大学に設置されたときには、その効用は、医学研究や医療のためというよりも、学生の教育にあったといわれている。つまり、実験室で求められる正確さ、勤勉、協力といった特性が、新しい産業社会にとって重要な文化的基盤を提供するように考えられたのである。

テクノロジーの社会的影響に注目したもう一つの潮流は、一般にメディア研究とかメディア論と呼ばれている一群の研究である。メディア研究は、特にコミュニケーション・メディアの発達が社会に及ぼす影響に着目し、その扱う歴史の範囲は広大である。ハロルド・イニスは、メソポタミアにおける粘土板とくさび形文字、エジプトにおけるパピルスと象形文字、ギリシアにおけるパピルスとアルファベットなど、文字のメディアと筆記システムの発展に注目し、こうした筆記文化と在来の口承文化の緊張関係から、古代国家の特性と限界を論じている。同じ頃、米国の社会学者デビッド・リースマンは、口承文化と伝統志向、印刷物文化と内部志向、マスコミ文化と他者志向と結びつけ、こうした人間の志向性の類型をアメリカ社会の変遷と重ねて論じている。その後、マクルーハンやキットラーのような文学者が、こうした議論をかなり強引にあらゆる現象に結びつけて文明論を展開したのは周知の通りである。

さて、メディア論もテクノロジー論も、ともに一定の技術が一定の社会的影響をもたらすことを強調している。これはあたりまえの話だが、一つの技術は常に同じ社会的影響をもたらすと想定する点で、あるいは、一つの技術は常にかなり限定された社会関係と親和性があると主張される点で、かなり踏み込んだ強い主張である。たとえば、粘土板のような重いコミュニケーションの媒体は、情報が広範囲に普及することを妨げる。その代わりにそれは、長い期間にわたって同じ情報を保存することができる。情報が容易に移動しないことは、神官階級のような特定の社会集団が重要な情報を独占することを可能にする。そのためにメソポタミア文明は、宗教的な支配階級によって支配された都市国家にとどまった。というように、説明されればなるほどと思う。

しかしこうした議論は、もっと子細に検証できるようになるとそううまくはいかない。たとえば印刷術の社会的影響についてはいろいろな議論がある。印刷術は、紙という媒体と結びつくことによって、広範囲に安価に情報を伝達することを可能にしたといわれる。これによって、従来であれば弟子入りをして何年も奉公しなければ教えてもらえなかったような技術や情報が、書物の形で入手できるようになり、天文学を徒弟制度から解放したといわれる。いわば、情報の分散が生じるのであるが、印刷術は、他方では、同じ情報媒体を大量に製造することを可能にしている。印刷設備があれば、広範囲の情報操作が可能になる。ナショナリズムと印刷術を結びつける議論があるのももっともである。この意味では、印刷術は情報の集中に重大な貢献をしている。印刷術は、文字情報を広範囲の社会階層にとってアクセス可能なものにし、それによって、識字率を向上させ、筆記文化を社会の支配的な文化に押し上げたといわれる。ところが、同じ印刷術は、絵や図版の大量印刷も可能にし、それは一面では、ビジュアルコミュニケーション革命でもあったとも主張される。印刷物は記憶の代わりを務め、それによって、従来の口承伝統では記憶され、伝承されていたものが外部化され、記憶の意義は縮小されたとも主張される。記録が記憶に取って代わる、と。しかし他方では、複雑な情報を記憶する方法は、書かれたものを用いることで初めて発達したという議論もある。長い詩の暗唱、物語の記憶、多くの情報の記憶による活用、こうしたことは書かれたものを手がかりにして初めて可能になったと説明される。なるほど、かつての研修医は、カルテを暗記するまで読まされたとどこかに書かれていた。この習慣は、電子カルテになってようやく廃れようとしている。

リースマンは、印刷術はその孤独な読書を通じて、人間を内面的にし、外的な環境の変化に影響されない人間を形成すると主張したが、同じ印刷術は、ビラ、パンフレット、雑誌、新聞などの、いわばマスメディアを形成する重要な一角である。マスメディアは、彼の類型では、他者志向を強め、他人や社会の評判を気にする柔軟なセールスマンを作り出すといわれる。

もっとよくわからないのは、たとえば電話の社会的影響である。電話の社会的影響について論集をまとめたド・ソラ・プールは次のように述べている。

「どこに注目しても、電話は相反する方向への影響をもつようにみえる。それは医者が往診にいくのを減らすのだが、医者はまず電話がそれを増やしたと信じている。なぜなら患者はいまや医者のところまでいかずに医者を呼び出すことができるからだ。電話は我々のプライバシーをそのベルの音で侵害しているが、それはまた自宅の砦から伝達を行うことを可能にすることによって我々のプライバシーを保護することもしている。電話は権威の中心を拡散させることを可能にすると同時に、中央から現場のオフィスを厳格で継続的に監視することも可能にする。電話は情報を利用できるようにすると同時に、事実を記した書かれた記録を減らしたり排除したりする。電話に固有の二重効果は、電話の社会的インパクトについての文献の貧しさの理由の一つである。そのインパクトは困惑させるものであり、補足しがたく、突き止めにくい。どんな仮説から始めても、反対の傾向も現れるのだ」。

メディア論者は、こうした問題についてしばしば受容する社会の相違を指摘してきた。新しいコミュニケーション・メディアがどのような社会的影響を及ぼすかは、その社会がすでに利用しているメディアの性質や普及度、その社会の性質によって異なると指摘されていた。たとえば、ラザースフェルトはラジオの影響について、都市が周縁部に拡大しつづける場合には、重要な意味をもち、そうではなく中心に人口が集中したままなら、その役割は映画館や夜間学校などによって担われ、重要な位置を占めないだろうと予測している。リースマンも、ラジオの社会的影響は欧米諸国と中東諸国では大幅に異なるとしている。というのは、欧米諸国では文字による教育階層と、映画やラジオなどの新しいメディアの間には「一定の不安定な力のバランス」が存在し、相互に牽制し合うからだという。

情報技術と社会の奇妙な関係

二〇世紀後半は、情報社会とか、脱工業社会とか、知識社会とかいう言葉がもてはやされた時代であった。全て米国から来た考えである。これらの社会イメージの多くは、二〇世紀後半の技術革新、とりわけ情報技術革命の社会的インパクトをよりどころにして書かれている。しかし、情報技術が社会にもたらした影響についての研究者の見解は、上で見たようなコミュニケーション・メディアの影響よりいっそう多様で複雑である。これが、情報技術の特殊性によるものなのか、あるいは現在進行中の出来事であることによるものなのか、私にはわからない。しかし、その影響についてこれほど異論が百出している技術もないのである。

たとえば、こんなことがいわれる。情報技術は、人間を定型的な仕事から解放するだろう。かつて、機械が人間を非人間的な機械労働から解放したように、情報技術はオフィスや工場の種々のルーチンワークを自動化し、労働者をより人間的な業務に振り向けることになると。

戦後の米国の科学政策への軌道を敷き、コンピューターの原理を考案したと言われるヴァネヴァー・ブッシュの著名な著書『無限の地平線』（一九四六年）を読まれた方があるだろうか。著名な本だが古い本なので、あまりないかもしれない。その中で彼は、こんな事を書いている。見出しには「日常的生存の苦難」と書かれているが、途上国の飢餓についての話ではない。一九三〇年代の米国北部の大学教授が遭遇する日常生活の苦難についてである（この書が書かれたのは一九四〇年代半ばである）。話は、この教授が乗る自動車のあつかいのやっかいさから始まる。エンジンをかけてから、フルスピードで走るにいたるまでに、手や足を使った別々の動作が一四回も必要だと書いて、こんな状況が長い間続いているのを理解するのは大変に難しいと彼は述べている。その上、こうした動作は、決められた順番で、かなり注意深いタイミングをみはからって行わなければならないのだ！一度でも間違えれば、全部がやり直しである。ハイウェーを走れば、車は反対方向に向かって同時に走っている。その上歩行者が同じ路面を歩いている！教授は、当然のことながらかなり神経をすり減らして仕事場に到着する。ここで彼が着ているものについても、ふれないわけにはいかない…。というわけで、続いて衣類について、さらに眼鏡について、さらに電話について、さらに冷房のない部屋について、講義について、通りの喧噪について、頭上を飛んでいく飛行機について、遠距離旅行の困難について、列車のとんでもない重さと停車するのに要する長い長い距離について…。と延々とブッシュと教授の愚痴は続くのである。これら全てをブッシュは「不可解な過去」という章にまとめている。次の章は「考えるままに（As we may think）」となっていて、有名なメメックスという情報機械のアイデアが示される。

さて、科学と技術に対するブッシュの信頼と期待は、いうまでもなく、それらがこうした馬鹿げた過去のくびきから人間を解放してくれるに違いないというものである。自動車はいずれ一四回もの複雑な動作で動かす必要はなくなる、飛行機は轟音をたてて飛ばなくてもよくなる、列車は音もなく走り出し、音もなく停止するようになる……。これらの多くが確かに戦後の技術革新の中で実現されたとはいえ、さすがに二一世紀のわれわれは、これほどナイーブな科学技術信仰に陥ることはまれである。しかし脱工業社会とか、知識社会とか、情報社会とかいうタームで語られることの内実には、多かれ少なかれこうした素朴な信仰が込められている。米国で情報機器にしばしばつけられる「スマート」という形容詞が、そうした心情を表現している。ばかばかしいほど重くて、複雑で、やっかいな鉄道とか、機械と騒音に埋もれた巨大な工場とか、見上げるばかりに高く、灼熱の鉄が流れ出す高炉とか、こうしたものが、「スマート」と名付けられる情報機器のいわば対極である。

「スマート」テクノロジーの時代には、人々は、こうした巨大な機械にこき使われて汗水たらして働く必要はない。空調の効いたコンソールルームで、モニタ画面を眺めたり、計測装置のはじき出す数値に注意したり、あるいは、キーボードを軽くたたいて指令を出したり、そうしたより「人間的」で「知的な」作業が労働者を待ちかまえている、と。こうした議論は、一般にはポスト工業社会論といわれている。

しかし、これとは全く逆の議論もあり、次のような笑えない話がある。これはフォレスターとモリソンが編集した『コンピューター倫理』という書物にある話で、シェフィールド大学のトビー・ウォール教授が紹介した事例である。

イギリスのある工場では、その製造ラインをすべてコンピューターで制御するシステムを導入し、このラインにロボットを配置したが、まもなくそのロボットを人間に置き換えた。理由は、その作業が単純すぎてロボットの潜在的能力を生かし切れないから…。

これは笑い話ではなく、現実の話である。この書物には、いわゆるポスト工業社会とか、情報社会革命とかいわれて以降の、工業社会の労働がどのように変化したのかについて、さまざまな数字と事例が挙げられている。たとえばハリス社の調査によると、一九七三年から一九八九年の間に、米国の平均的市民の余暇時間は三七%も少なくなり、同じ期間に週あたりの労働時間は四一時間から四七時間に増加しているという。同様の傾向はヨーロッパでも日本でも出ている。ただし、個人の労働時間が顕著に増加したかどうかについては、さまざまな議論があるようだ。ジェイコブズらは、米国の平均労働時間の増加傾向はわずかであるが、家族単位で見た場合には、共働きの収入に依存する家族の割合は増え、女性の労働時間も増加したため、家族当たりの週労働時間は、一九七〇年の五二・五時間から、一九九七年の六〇・五時間に増加していると指摘している。こうした傾向は、特に教育程度の高い階層において顕著で、共働き世帯で合わせて週一〇〇時間以上働く世帯の割合は、八・七%から一四・四%と増加している。自動化と情報技術のおかげで、われわれはますます多く働かねばならなくなったのだろうか。少なくとも米国や日本では、情報技術がこの間、その恩恵として労働時間の短縮をもたらしたようには見えないのである。

また、情報技術や自動化技術は、熟練労働を解体し、非熟練労働を増加させるか、あるいは省力化によって大量の失業者を生み出すかすると主張する論者がある。この代表的な論客は、ハリー・ブレーヴァーマンという米国の社会主義者であるが、彼の議論を引き継ぐ多くのネオ・ブレーヴァーマン派というのがいるらしい。情報技術が、労働者の技能を高度化し、その権限を高めるどころか、監視や支配をいっそう強化するという議論はかなりあり、またさまざまな実証研究が一定の妥当性を示している。長い熟練を要する労働を機械化する動機は経営者には常にあるから、もっともな懸念である。熟練の解体や失業は、労働時間をのばし賃金水準を下げる強い圧力として作用する。ズボフが自動化（automate）と呼んだ情報技術の効果である。

機械化や自動化は常識的に見て、既存の熟練を解体する傾向をもつと理解される。しかし現実にこうしたことがどこでも生じるかどうかは、不確実である。どの職業も継続的なイノベーションによってその仕事の内容を変えている。医療分野ではさまざまなイノベーションが日常的に生じており、確かに、たとえば、身体検査や患者への問診から診断を下す技術などは、さまざまな検査や検査機器の登場で陳腐化し、脱熟練化するかもしれない。しかし多くの医師は、そうなる前に、新しい技能を身につけ、その仕事の相対的な位置が低下しないようにするだろう。同様に企業内でも、新しい技術によって陳腐化する技能と、新たに必要とされる技能があり、導入の仕方によって、労働者は新しい技能を身につけて、いわば技能を高度化するかもしれない。

ヒルシュホーンは、その著書『機械化を超えて　脱工業時代における仕事とテクノロジー』の中で、情報技術を中心とする新しい技術体系は、熟練の解体どころか、むしろ労働者による労働の集団的なコントロールを高め、仕事のスキルを高度化し、新しい労働スタイルを形成すると主張している。実際、情報技術を導入した企業がこうした方向にその労働組織を変えているという調査結果や議論が数多く存在するようだ。ピオレという研究者は、情報技術の導入と企業構造改革の関係を概括しながら、情報技術を導入しながら企業構造改革を進めた企業では、仕事をコントロールする権限はますます下位の組織に移譲され、労使関係は、労働者の経営への積極的参加や成果主義によって特徴づけられるようになると指摘している。これは、確かにいわゆるニューエコノミーと呼ばれる企業の組織の特徴としてわれわれが抱いているイメージに近い。

ズボフはコンピューターの導入の仕方によって、労働が熟練化へ向かったり非熟練化へ向かったりすると指摘している。たとえば工場に導入された自動装置がプログラムによって動くものでプログラムを機械工に委ねるなら、機械工の技能は高度化し、仕事へのコントロールは増すことになるが、これを専門のプログラマーに依頼すれば機械工の仕事が非熟練化することは避けられない。このことはまた、自動装置の将来の改良や開発にも影響するかもしれない。情報技術の導入によって、労働者の技能が、より情報操作的で知的なものに推移していくことを彼女は、労働の情報化（informate）と呼んで、労働の自動化の側面と区別している。オスターマンは、「ブルーカラーの労働者に対してホワイトカラーのスキルを訓練するかどうかは、電話業界ではずっと引き続いているやっかいな問題である」と述べ、この問題が、技術的な問題であると同程度に管理者層のイデオロギーによって決まると指摘している。「要するに、スキル不要化の事例を注意深く観察しようとしても、結果の背後に潜む社会的要因からその技術の問題だけを切り離すのは容易ではない」と彼は主張する。

情報技術が企業組織や労働のあり方に及ぼす影響の二面性はこれだけではない。たとえば、情報技術の導入はヒエラルキーのレベルを少なくするという議論がある。元々、情報技術が登場した当時は、コンピューターなどの情報技術が、中間管理職の機能を代替するために、職場のヒエラルキーのレベルは少なくなると考えられていた。実際、いわゆるニューエコノミーと呼ばれているる企業の階層構造は、従来型の大企業の階層構造よりもよりフラットであるといわれる。一九八〇年代以降の米国の企業組織の再編の波の中で、階層構造がよりフラットなものになっていることを指摘する論者は多い。しかし、コンピューターの導入によって、管理機構がよりヒエラルキカルになり、権限の集中化が生じ、末端の職場組織への監視が強まったとする研究もある。

この種の研究結果をレビューしたクロウストンとマローンの論を見ると、これ以外にも、相反する結果を主張する議論が多数ある。情報技術は分業化を推進するという議論があり、また逆に分業化を後退させるという議論もある。仕事の形式化が進展するという議論もあれば、後退するという議論もある。労働者間のコミュニケーションが減少するという議論もあり、また増加するという議論もある。どの議論をとりあげても相反する結果が対置できる。

多くの場合、こうした論争の背景には、経営者寄りか、労働者寄りかという研究者の立場、プロフェッショナルかそれとも一般労働者かという研究対象の相違があり、彼らはしばしば、いくつかの異なった水準の議論を一連の同一の現象の兆候として解釈する。バリスは次のように述べている。職場のコンピューター化という問題がかかえる議論には、三つの相互に区別できる水準がある。それは、⑴組織の再編成、⑵労働者の技能、⑶権力と権威の関係である。これらの三つの水準で生じる現象は、しばしば関連づけられて論じられる。たとえばポスト工業社会論では、よりフラットな組織、技能の高度化、労働者の権限の拡充とが関連して生じるとし、他方、ネオ・ブレーヴァーマン派は、権限の集中、労働者の技能の解体、労働者の権限の低下が同時に生じるとした。しかし、バリスによれば、これまでの実証研究はこうした現象が必ずしも関連していないことを示している。技能の高度化は必ずしも労働者の権限の拡大に結びつかず、ヒエラルキーの水準の数が減少することも、より平等主義的な職場の実現を意味するわけではない。むしろ多くの研究は、鋭く二極分化した二層職場環境を示しており、二つのセクターは、劇的に不平等な労働条件を示している。いくつかの職場では集権化された意志決定が、機能的な脱中心化や柔軟性と結合することが示されている。技能の解体と高度化という議論についても、これらが相互に排他的な関係にあるのではなく、両者が共存すること、技能が二極化して一方の高度化と他方の技能解体が同時に進行することが示されている。つまり情報技術の影響は、ポスト工業社会とか、労働の解体というような、一枚岩的な現象を示すことはないのである。それは、ある局面では、きわめてドラスティックな伝統的権威の解体、権限の分散、技能の高度化をもたらすが、同時に権力の集中と監視の強化をもたらし、新しい権威を形成しながら、従来の技能の解体を進める。こうした事象は同時に共存して進行する。

こうした状況についての唯一の可能な解釈はこうである。つまりオスターマンが指摘するように、「技術」というものを孤立的に取り出して、その社会的影響を評価したり測定したりするのでは、現実に進行している事態をうまくとらえられないということである。技術を固定したものと考え、社会がその影響を一方的に受けるという、古典的な技術決定論、あるいは技術と社会が相関するという見方では、こうした現象をうまく説明できない。他方、技術が導入される政治的で経済的な文脈を重視して、技術の政治性を強調する論も、しばしば特定の技術の政治的性格については固定したイメージを構築しがちである。たとえば原子力発電所や核兵器などの政治的性質はどこの国家においても変わらないという見方である。情報技術の政治的性質も、しばしば労働者の支配や非熟練化という方向で固定して考えられがちである。これに対して、同じ技術がさまざまな効果を持ちうるということを強調する論者は、技術の性質についても、またその技術の政治的性質についても、比較的流動的な見方をとらざるをえない。これには二つのアプローチがある。一方には技術の範囲をもっと拡張して、人間とモノの関係を含めて技術のデザインを考えるべきだという、いわば技術の範囲をダイナミックに理解しようとする論者がいる。そうした論者からは、しばしばテクノロジー・マネージメントという言葉が聞かれる。病院における電子カルテの導入プロセスを調査すると、この部分の影響力がいかに大きいかがよくわかる。不用意に導入された情報技術は現場を混乱に陥れるだけである。既存の組織と新しく導入される技術の関係を慎重にデザインして、組織も技術もゆるやかに修正を加えていくことによって、のぞましい帰結を導きうるという考えが、エンジニアや経営学者の間にはあるようだ。しかし、こうした見方は、技術が導入される社会的文脈もエンジニアや経営コンサルティング側で制御可能だという前提に立っているように見える。これはかなり非現実的な想定ではないだろうか。ユーザーが新しい技術に対してどう反応するのか、導入担当者をどうみるのか、現場の個々のスタッフがどれくらい導入のやり方に協力するのか、あるいは導入の目的についてどれくらいの合意が存在するのか、何がのぞましく、何がのぞましくないかということについてどの程度の合意がありうるのか、こうした問題は、仕事に対する導入側の支配力が完璧でないところではどこでも発生する。いい換えれば、技術マネージメントが可能であるのは、社会関係がきわめてヒエラルキカルで、仕事のコントロールが上部に集中している場合か、あるいは社会的要素へのコントロールがきわめて洗練されていて、あらゆる社会的反応を予測し制御できるような場合に限られる。こうしたことは、孤立的には、ありうるかもしれない。たとえばIDとパスワードをさまざまな職種の人間に割り振って、それによって、入力の権限を制御しようとする場合。これらの情報を他人に教えて、自分の仕事を代行してもらうという誘惑を抑えることができるくらい、強い権威を導入側がもつか、あるいは、指紋などの代替できない認証メカニズムを導入して、技術的にユーザー側の一定の行為を封殺できるかしなければならない。しかし少しでも仕事の裁量権を現場に認めるなら、あらゆる行動を制御するのは不可能である。しかもこうした技術のマネージメントの多くは、現場の労働者から裁量権を取り上げて集中的に管理しようというよりも、むしろ現場の裁量権を拡張して、自発的な組織の向上のメカニズムを作ろうという方向を向いている。

そこで技術を取り囲む社会関係を技術と同様に重要なアクターとして考慮し、これらのアクター間の複雑な交渉や結合の結果として、一定の組織や技能や権限の変化が生じると見なす、より柔軟な見方も出てくる。バリスは、情報技術の影響を評価するためには、技術的デザインのプロセスや導入プロセスを詳細に検討し、コンピューター化が職場組織にもたらす影響だけでなく、職場組織がコンピューター化にもたらす影響を理解する必要があると述べている。

現代社会においてテクノロジーと社会の関係を考えるには、おそらく、こうしたもっとも柔軟なアプローチをとらざるを得ないのではないか。それは翻って、過去の技術と社会の関係を考える上でもきわめて示唆的な視点である。

3

聴診器が使えない？

――現代医療の落とし穴

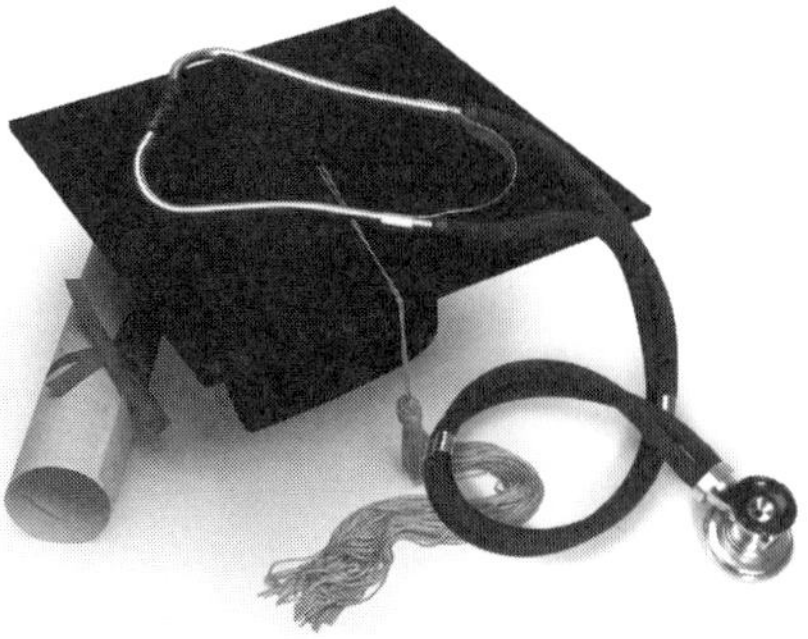

卒業式にかぶる角帽、卒業証書、そして聴診器。たんなるシンボルか必須の道具か。

(iStockphoto File #1856993, medical education, http://www.istockphoto.com/)

医師たちの懸念

「聴診器？　若いお医者さんはほとんど使わないし、使えないでしょう。もっているだけですよ」

心臓内科の専門医に聴診器の話を聞いたときの、冒頭の説明である。聴診器はだんだん使われなくなっているようにいわれて久しいが、大学の専門医にこういわれると、さすがに考え込んでしまう。実は聴診器のような簡単な原理の器具が、そのメカニズムをほとんど変えずに、二〇〇年近くも医療の中に存続しているのは実に珍しい。その理由は何か、というような書き出しで、聴診器の歴史について書こうと考えていたからである。ところがおそらく聴診器がもっとも重要な役割を演じたであろうと思われる医療分野の一つ、心臓内科で聞いた話がこうである。しかし病院でも診療所でも、依然として、たくさんのお医者さんが、首からぶら下げているではないか。少なくとも私の経験では、風邪で医者へ行けば、必ず聴診を受ける。子供を小児科に連れて行って、聴診をしない医者に遭遇すれば、私個人としては少なからずその医師への信頼感に影響する。あるいは聴診をしても要領を得ない診断であれば、そうである。今ではもちろん、インフルエンザもその場でわかる検査がある。肺炎も、検査しなければ確定診断はできない。鼻の穴に綿棒をつっこんでぐるぐる回した後、一〇分ほどかかる検査がうまく行ったからといって、医師への信頼感が高まるわけではないが、聴診や打診をしている医師の手つきや顔つき、その後のよどみなく出てくる診断、そうしたものはどういうわけか、われわれ素人の伺いしれない世界への信頼感を形成する。

聴診器と内科の歴史について調べていたころ、NHKのクローズアップ現代という番組で『聴診器が使えない〜偏差値世代の医学生〜』という番組が放映された。一九九七年の話である。番組の解説には次のように書かれている。

「医師国家試験の合格発表があった。合格者は七八〇〇人余り。しかし今厚生省をはじめ大学の医学部では、若い医師の能力に危機感をつのらせている。専門知識はあっても患者を診察する力が未熟で、聴診器も満足に使えない場合が多いと指摘されている。若い医師の能力はどうして低下したのか改善の手立てはあるのか。医師の教育システムを検証する」。

このころに書いた論考で、聴診器が使えなくなったことを偏差値世代の学生のせいにするのはいかがなものかと疑問を呈したが、その後、海外の文献を見ていると、こうしたいわゆる身体診察技能の低下や衰退は、世界的な現象で、日本の学生の資質の問題ではないということがわかった。これは、医療技術と医師の技能にかかわるかなり重大な問題のように思える。冒頭に引用した発言は、大阪大学医学部の石蔵文信先生から聞いた話である。以下は、この問題についての彼の考えである。

元々、レントゲンと心電図の時代には、聴診器でなければわからないことが多かったので、これらの技術と聴診器は併存していた。ところが、超音波が出てきて、心臓弁膜症などは、聴診しなくてもすぐわかるようになった。ほんのわずかな時代だけ、超音波と聴診器でその精度を検証しあう時期があったが、すぐに超音波の性能があがり、聴診器の意義は薄れるようになった。さらに、ＣＴやＭＲＩが登場するに及んで、それに拍車がかかった。超音波装置も、かつては大きくて携帯できなかったが、今では鞄やポケットに入るものが出てきている。聴診、打診、触診などの身体診察の技法は、かつては医師にとって必須だったが、現在では、はっきりいって、絶対に必要とはいい切れなくなっている。機器が揃っていれば聴診をしなければならない状況は避けることができる。ただ、飛行機の機内での急病人など、満足に機器もないところでもとりあえず診察をしなければならないときなどは、今でも非常に重要である。しかし、最近は、機内で呼び出されても出て行かないお医者さんも多いのだが…。

聴診器の衰退には、また、疾病構造の変化も関係しているかもしれない。心臓内科で言えば、心臓弁膜症など、聴診で発見されるような疾患がかつては多かったが、現代の心疾患の代表的なものといえば、心不全や心筋梗塞でこれらは聴診ではわからない。聴診器の使用は、こうして特に若い世代の医師では急速に衰えているようだが、昨今のように医療技術が高度化して、あらゆる検査が可能になってくると、かえって聴診器のようなコストが安くシンプルな方法が重要になるのではないか。医学の技術はすでに高原状態で、心臓病の薬などは、製薬会社が開発をやめている。新薬や新しい機器の開発よりも、むしろ予防医学の方に重点は移動している。また、大きな病院はどんどん包括支払制に移行している。いままでのように、やればやるだけ保険金がおりるというわけではない。こういう時代には、聴診器のような簡単な診断技術は、医療経済上も重要である。それに、聴診術のような身体診察の技法は、教える人がいなくなれば知識は途絶えてしまう。本に書いたりCDに録音したりしても、音は患者や人によって、また器具によって驚くほど違うから、一人で学習するのは無理である。途絶える前に、伝承していく必要がある。

ざっとこうした話を聞いて、聴診をはじめとする身体診察（フィジカル・エグザミネーションという）の技能を、医師に伝えようという講習会が大阪で行われているということを教えてもらった。そもそも医師に聴診の技法を講習会で教えるというのが昔なら考えにくいという。ちょっとたとえは悪いが、スケート選手にスケートの滑り方を教えるとか、サッカー選手にボールのけり方を教えるとかいうような感じに、少なくとも年長の医師には感じられるようだ。

いずれにしても、確かに聴診器が軽んじられるようになる理由はあるが、しかし、この技能を放棄してしまってよいわけではないという危惧が医師の側にはあるようだ。このあたりは、たとえば鉄の肺のような治療器具の歴史とは大きく異なるところである。鉄の肺も、その疾患（ポリオ）の減少、新しい器具（陽圧式呼吸器）の登場によって、急速に衰退していったが、しかし、この器具の扱い方を伝えなければならないという運動はなかったし、この器具が扱えないということが、医師の技能として重要な問題をはらむというようなことはほとんどなかったように見える。その普及期には、適切な器具の扱いが患者の生死にかかわるとして、あれほど熱心に宣伝されていたのにである。聴診器の場合はそうではない。この技能が衰退することに医師が抱く懸念は、相当なものがある。

ベッドサイド診察

聴診は、いわゆる身体診察の一部であって、さらに身体診察は、ベッドサイド診察の一部である。ベッドサイド診察は、患者を前にして行う診察で、患者から病気に関する話を聞く問診と身体を調べる身体診察からなる。医学文献を見ると、聴診の衰退はこのベッドサイド診察全体の衰退と関連しているように論じられている。医療テクノロジーの進化が、在来のベッドサイド診察を軽視する風潮を生み出していると漠然と論じられているが、残念ながら、新しい医療技術への信頼感と従来のベッドサイド診察への軽視が関連していると指摘している研究は見つけることができなかった。しかし、一九九三年のマンジオーネらの調査は、心音聴診術の教育プログラムを欠いた内科研修プログラムが、米国東部の大規模な大学附属病院に顕著である点を指摘し、ハイテク医療に依存するアカデミック医学の体質を暗に示唆している。

医学史では、一九世紀初頭まで医師の診断の多くは、患者との会話に依存していたと指摘されている。聴診、打診、触診といった技法は、一九世紀にならないと一般化しない。脈拍を見たり、熱を見たり、舌をみたり、あるいは尿を調べたりということは行われたが、こうした検査が診断に決定的な論拠を与えることはまれであったといわれる。近代医学が科学的医学へ移行する際に、こうした会話中心の医学から、身体診察へ、さらに身体診察からラボでの検査へと重点が移動し、医師は、徐々に患者の発話から解放されていったというのが、一般的な理解であろう。病院医学が発展するまで、医師の多くは、患者の家を訪問し、患者の家族は、彼の（一九世紀まで医師は男性のみがなれた）重要なクライアントであり、彼の生活は裕福なクライアントの家族をどれだけもつかにかかっていた。したがって、訪問による診療は、多くの時間を患者とその家族との会話にさくことになる。ショーターは、カンサスのある医師の次のような回想を紹介している。

「患者の家についたら医師がまずすることは、ベッドサイドに向かう前に、おばあさんとおばあさんたちに心を込めて挨拶すること、子供たちみんなの頭をなでてやること。患者には心配そうな顔をしながら挨拶をして、少しばかりの冗談を混ぜること。脈をとり、舌を検査し、どこが痛むのか尋ねること。全部終わったら、自分の意見を述べて、お得意の治療法を処方することができる」。

伝統的な医師のこうした活動については、後でまたもどろう。いずれにしても医師は、患者の話を聞かずに診断を下したり治療をしたりということはできなかった。この状況は、一九世紀以降変わるのであるが、しかし、現代でも多くの医師は、患者の話を聞くことを診断上の重要な手がかりと考えている。

内分泌学者のシュワルツは、「医師であることについて。尋ねよ、さらば与えられん」という記事を書いている。彼は、現代の「修復医学」はしばしば高価なラボ検査に診断を頼りすぎて、チャートに蓄積されるデータが、医師と患者の実際の対面に置き換わってしまっているという。アカデミックな医療機関ではとりわけ顕著で、そこではベッドサイドでの教育ラウンドがカンファレンス室での議論によって取って代わられている。しかし、かってはそうではなかったのである。単純な質問に対する患者の一言が、診断と治療の決め手になることが度々あったといって、彼はエピソードを紹介している。

患者は、六〇歳くらいの未亡人で、持続的な多尿症と多渇症のために入院していた。彼女の担当医は、彼女が尿崩症であるのか、あるいは心因性の多渇症であるのかという複雑な問題と格闘していた。血清と尿の浸透圧検査の結果は、どちらともとれるものだった。指導医であるシュワルツは、多くの医療スタッフを引き連れて彼女のベッドサイドに赴いた。研修医からうやうやしく紹介され、ちょっとした形式的な挨拶を交わした後、彼はいきなり尋ねた。「何で、そんなにたくさんの水を飲むのですか？」彼女は、躊躇なく答えた。「四年前に、かかりつけの医師からできるだけたくさんの水を飲むようにいわれたものですから」。彼は、腕組みをして立ち上がり、こう宣言する。「では、いいましょう。それをやめてください」。彼女はオーケーと答えて、やめたのである。

いかにも偉いお医者さんらしいエピソードで、医療社会学者は、こういうエピソードはいやがるのだが、これは、トマスのいう「非技術」というわけではない。患者に対する心理的な操作は、確かに「非技術」だが、診断にとって決定的に重要な情報が、患者の発言から得られるという点では、問診は、立派な「技術」である。問診がベッドサイド診察のもっとも重要なパートであることを示す研究がある。ある調査では、内科の外来患者の臨床診断の七九％が、看護師による聞き取りと患者の人口学的情報だけで下され、さらにこれに患者の主訴と病歴を加えると九〇％になるという。

臨床の日常ではこれほど重要な位置を占める問診であるが、学術的な研究の対象としてはもはや頻繁に取り上げられるテーマではない。PubMedという医学関係で最大のデータベースを検索すると、問診に関連する臨床学系の雑誌論文は、年間五〇－六〇本程度で、これは、全体のわずか〇・二％ほどを占めるにすぎない。問診以外のベッドサイド診察についても、聴診と触診は二〇〇一年－二〇〇八年の期間で、それぞれ〇・〇二％、〇・〇六％で、打診にいたってはほとんど論文がない。これらのいずれかを含む、いわゆるベッドサイド診察に関連する論文は、同じ期間には、全体の〇・三％以下を占めるにすぎない。少なくともアカデミック医学における、ベッドサイド診察の位置づけは低下の一途をたどっているように見える。

こうした傾向は聴診術においてもっとも顕著で、聴診に関係する論文は二〇〇〇年代には、実数で、一九六〇年代の十分の一、出現率では二十分の一以下になっている。アカデミック医学のこうした無関心と臨床技術の衰退がどの程度平行しているのかは私にはわからない。しかし、多くの医師が、特に若い世代における聴診技能の衰退を問題にしている。

フィラデルフィアの医師、サルヴァトーレ・マンジオーネらは、一九九〇年代にいくつかの調

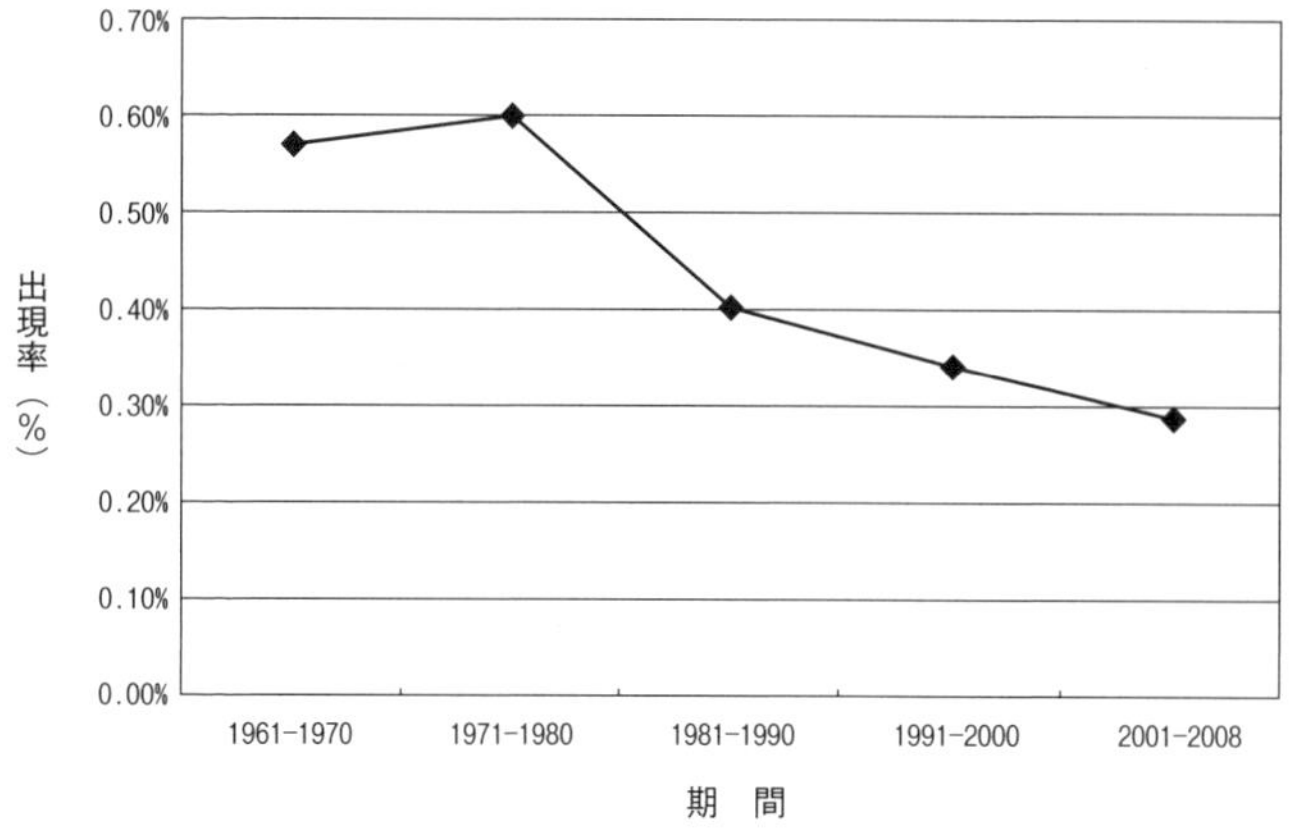

図 3-1.　ベッドサイド診察関連論文出現率の推移

使用データベースは、PubMed、検索対象はCore Clinical JournalのJournal ArticleのうちMeSHフィールドにmedical history taking、auscultation、palpation、percussionいずれかのタームを含む論文の収録論文数に対する出現率を計算。

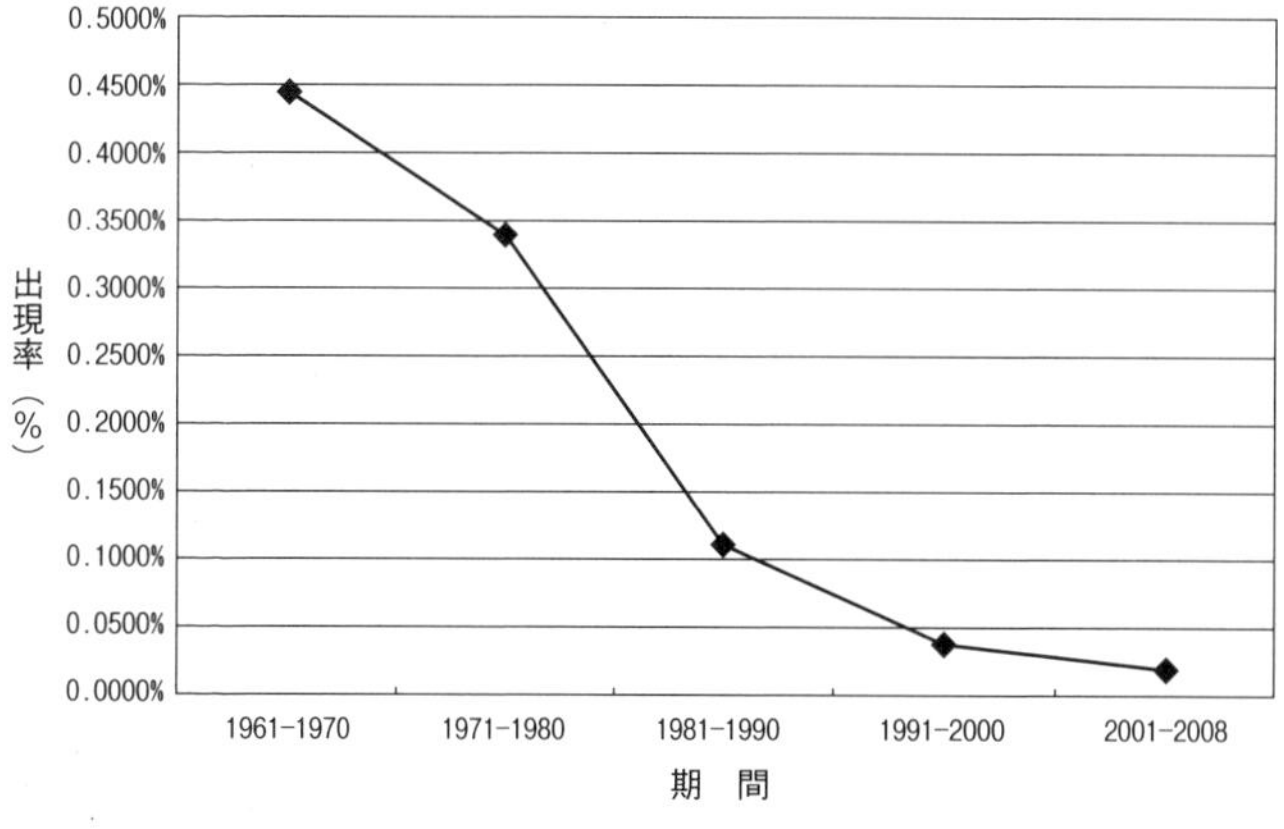

図 3-2.　聴診関連論文出現率の推移

使用データベースは、PubMed、検索対象はCore Clinical JournalのJournal ArticleのうちMeSHフィールドにauscultationを含む論文の収録論文数に対する出現率を計算。

査を行い、身体診察のような基本的臨床技能が、深刻な衰退に陥っていると主張している。米国では、一九九〇年代前半には、心音聴診術は、内科や家庭医の研修プログラムのうち四分の一でしか教えられておらず、プライマリーケアの研修医は、日常的に遭遇しうる心臓の失調を見分けることもできず、五回に四回は間違えるという。同様のエラーが、呼吸器聴診でも起こっており、問題は深刻だと警告している。こうした技能が、果たして、時代が下るにしたがって低下しているのか否か、その点については、必ずしもシステマチックな調査はないようだ。しかし彼らは、たとえば研修プログラムの責任者の年齢と、聴診術の重要性の認識程度や、聴診術を教育する必要性の認知度には、有意な相関があると指摘し、若い世代全体が聴診だけで診断を下す技能を軽視する教育を受けており、調査でその技能が試された研修医は、一九五九年のブッテンウォースらの試験結果よりも、心音聴診の認識がはるかに不正確であったとしている。その上、こうした衰退のプロセスは加速すると彼らは考えている。というのは、聴診術は医学部でしか教えられず、医学部の学生を教えるのは、病院の研修医である。この状況は「素人が素人を導く」状況を招来するという。

衰退の原因

いわゆる国民医療費と呼ばれる費用の中には、診察、投薬、手術、入院費などが含まれているが、この中に各種の検査費用や画像診断費なども含まれている。旧厚生省の社会医療診療行為別調査から作成された、一九六五－一九八二年の医科診療分の主な診療行為一件当たり点数の年次推移を見ると、二七年間で全体が六倍になっているのに対して、検査は一〇倍以上の伸びである。医療費全体に占める割合も、一九六〇年には検査とレントゲン診断で七％程度であったものが、一九八〇年には検査と画像診断を合わせて一五％近くになり、診察費を上回るようになっている。現在では、とくに入院外の病院の診療活動における検査・画像診断の割合は、三割を超えており、診察にかかる費用の三倍である。つまり金額的に見れば、多くの病気の診断は、診察よりも検査・画像診断に依存していることになる。米国でも臨床検査部門は、一九八〇年代には年率一〇％以上の伸びで拡大し、二〇〇〇年に出された米国の医療研究所の報告書を見ると、一九九九年時点で、米国には、病院、診療所、独立検査機関などを含めて、一七万もの臨床検査ラボがあり、年間五七億件の検査が行われている。米国の国民医療費に占める検査・画像診断費がどれくらいであるのか、残念ながら、関連する統計を見つけることはできなかったが、日本と同様の傾向にあるものと推測する。こうした医療の科学化・ハイテク化の波は、保険金の出来高払制によって拍車をかけられたとも指摘されている。少しでも怪しい兆候があれば、あまり精査せずに、検査を行う風潮が医療者と患者の間で定着し、それによって、医療機関は収入を増やすという構図である。米国では、一九九〇年代のマネージドケア導入によって、他の医療費目は、あまり減少しなかったが、検査費用は減少したといわれている。日本におけるＤＰＣ（診断群別包括支払制度）の導入が同様の影響をもたらすのかどうか、私にはわからないが、いわゆる検査漬け状態を緩和する効果は期待されている。

いずれにしても、次々と登場する検査や画像診断の技術が、保険制度に後押しされて、急速に普及したことが、在来のベッドサイド診察の重要性を軽視する方向に作用したという議論は多い。

聴診術については、特に心音聴診の分野でこうした傾向に直接影響したのは、冒頭の石蔵先生の話にもあるように、超音波（エコー）検査だといわれている。超音波は、一九三〇年代に神経痛、筋肉痛、関節炎などの温熱治療に利用されており（今でも利用されている）、医療者にはすでになじみの技術であったが、当時すでに同じ技術が建造物や金属などのひびを検出するための非破壊試験や、海底探査などにも用いられていた。医療分野でも体内の構造を探るために超音波を利用する試みが登場し、ドイツのカイデルらは、打診法を定量的に行う方法として超音波の利用を構想したという。レーダーの技術が超音波による物質探索情報の画像化に道を開いたというから、軍事技術も重要な役割を果たしている。一九五〇年代には、日米欧中の各国で、さまざまな実験と開発が行われた。この開発話には、さまざまなエピソードがあり、また日本の超音波研究も頻繁に登場するため、科学社会学的に興味深いテーマであるが、ここではおいておこう。

さて、日常的に臨床分野で利用できるようになる商品化された装置が販売されるは一九六〇年代後半である。しかし、フェイゲンバウムというこの分野のパイオニアの一人が書いた論説を見ると、一九七一年でも、超音波検査は、心臓内科医の信認を得ていたわけではないという。その理由として、彼は、当時心臓内科医から大変な期待を集めた心弾道図（ballistocardiography、心臓の鼓動の強さを記録することで心臓から送り出される血液の加速度を計算し、心異常を識別できるとする研究）が、幻滅させられる結果に終わったことが影響しているという。心臓内科医たちは、同様の新しい検査技術に対して非常に懐疑的になっていた。また、初期の研究では、心臓の動きをグラフ化するやり方が少し違うだけで、同じ現象を相互に確認することが非常に困難になったことも、大きな障害であったとしている。フェイゲンバウムはまた、社会学的に見て興味深い問題も指摘している。超音波検査の普及には、この検査を医師にではなく、専門の技師に行わせたことも貢献しているという。病院におけるレントゲンの普及とレントゲン技師の関係を考えると、この戦略は社会的に重要なポイントである。技術の専門家が養成されると、社会集団と技術の間に相互作用が生じ、標準化や技能習得のプロセスが加速する。超音波検査がどのような速度で普及していったのかを示す統計資料は見つけられなかったが、合衆国では、一九八六年から一九八九年にかけて、心エコー図検査の件数は一四三％増加し、その多用・乱用を問題視する論説も見られる。患者への負担が軽く、費用も高額ではないため、検査依頼は増加するばかりだが、あまりにも検査が多くなると、その質は低下し、本当に必要な検査に十分な時間をさけないという弊害も生じる。カナダのシュブという医師は、過去一五－二〇年のドップラー心エコー図の利用の増加と聴診技術の衰退が関連しているとして、この傾向が、米合衆国、カナダ、英国でも同様であることに危惧を抱いている。経済的な圧力のもとで多忙な医師が、綿密な身体診察を避けて、エコー検査に頼る傾向が、さらに、彼らの臨床スキルを低下させるという悪循環を起こしていると指摘している。

聴診技能の低下をもたらしたとする第二の要因は、爆発的に増大する医学知識である。戦後の医学のドラスティックな変貌にもかかわらず、医学教育はほとんど変わっていない。日本では、教養課程をのぞけば、四年間の専門課程が終了すれば国家資格を受験でき、ほとんどの医学生はこれに合格する（日本の医師国家試験の合格率は九割に迫る）。二〇〇四年以降、医師資格取得後卒後臨床研修が義務化され、二年間病院で臨床研修を受けるが、元々努力規定であったものを法制化したまでで、医師としての養成期間が長期化したわけではない。明治期に、医業の開業資格制度がしかれた際には、試験に合格すれば大学に行く必要はなかったが、教育社会学者の橋本鉱市によれば、初期の医業開業試験に合格するために受験者が通う私的な医学塾でも修業年限は三年もあった。現在の大学の医学部六年間のうち、少なくとも一年半は、専門教育ではないから、明治初期の私塾と比較してそれほど長期間の訓練を受けているわけではない。いわゆる学士入学（四年生大学を卒業した学生を受け入れる）制度をとる米国のメディカル・スクールも、二年は医学全般にかかわる基礎教育、後半二年で診療科を回る臨床研修を受けるという今の仕組みは、一九一〇年にフレクスナー・レポート（科学的医学教育を米国で最初に提唱した報告書）で提案されたものと変わっていない。つまり、医学教育は形式上一世紀近く同じなのである。

他方では、医師が知っているべき知識、あるいは習得しておくべき技能は、増加の一途をたどっている。現代社会で医師が開業したり病院に勤務したりするのに必要とされる知識を習得するのに必要な時間はどれほどだろうか。そもそも、医療情報学などでは、必要な知識を人間の脳で記憶することが無理だという話もある。ある論文には、人類の知識の量は三三年間で倍増するといわれているが、近年の医学知識の拡大は一九年で倍増のペースであると書かれていた。戦後だけでも八倍くらいになっている勘定だ。スタンフォード大学医学部の解剖学者は、解剖学のコースはかつては二年間かけて教えられていたが、今では一〇週間に圧縮されていると述べている。二年間のコースを六〇週と考えると六分の一である。もっとも、一〇〇年前のスピーチで、カナダの有名な医師オスラーが、すでに、四年間で医学を学ぶのは不可能だと語っているらしいので、現代に限ったことではないのかもしれない。

いずれにしても、医学教育や訓練のカリキュラムは、必要なものをすべて教えるということはできないようで、結局さまざまな分野の知識や技術が、四年から六年ほどの限られた修業年限の中にポジションを得ようとしのぎを削っているということになる。問診や視診、聴診、打診、触診などの基本的ではあっても、教えるのに時間も手間もかかるベッドサイド診察術は、片隅においやられるのかもしれない。

米国では、心音グラフへの保険支払の停止措置が聴診術の衰退に拍車をかけたと指摘されている。心音グラフは聴診で聞こえる音をグラフ化したもので、聴診術と切り離せない。心音グラフに保険金が支払われないために、心音グラフ装置は病院の地下に追いやられ、それとともに聴診もすたれていったという。つまり、金にならない診療行為はすたれるというのだ。日本では同様の指摘をみたことはないが、聴診などのベッドサイド診察は、保険点数では、初診・再診料の中に含まれ、この中では問診、聴診、触診などは丁寧にやってもやらなくても保険点数は同じである。他方、エコー検査は独立で点数が加算される。このために日本でもエコー検査が急増したのかどうかは私にはわからないが、先に見たように、米国ではそう指摘されている。さまざまな検査に保険点数が設定されるたびに、そうした検査が本当に必要ではない患者についてもオーダーが出る可能性を否定することはできないだろう。以前、マッギル大学で行われたワークショップで、ハーバードの医師が、心臓バイパス手術実施件数の統計を見せながら、グラフのカーブは何によって説明できるのだろうかと、さまざまな可能性について検討していたが、流行の手術や治療方法の普及や実施件数の増加の仕方の背景に、経済的な動機を想定しない説明は困難である。

最後に、米国では内科専門医の認証制度において、ベッドサイド診察技能のチェックを除外した点が、聴診技能の衰退との関連をたびたび指摘されている。日本にも同様の専門医認証制度があるが、残念ながらこの制度の詳細については私にはよくわからない。臨床に必要な技能をチェックする仕組みがあるのかどうか。これについては、専門家の意見をあおぎたいと考える。

「医師はまだ患者を診察しなければならないだろうか」

小児科医で心臓医のコリン・プーンは、「医師はまだ患者を診察しなければならないだろうか」（二〇〇〇年）というタイトルの論説の中で、テクノロジーが身体診察に取って代わることへの賛否の議論を紹介しながら、当分の間身体診察を行うことができるマイクロマシンの開発は無理な以上、この技能は医療のゲートキーパーとして重要な役割を果たし続けると結論づけている。

身体診察技能の低下を危惧する医師が第一にあげる問題は、身体診察は医療活動の中で依然として重要な機能を果たしており、種々の装置や検査でこれを代替することはできないという点である。確かに、聴診と超音波検査による診断の正確さを比較した一連の臨床試験などがあり、超音波検査が、聴診という古い技術に代わる新しい技術であるという、技術進化論的な見方は存在する。これには、電子聴診器のような、聴診術におけるイノベーションを強調して、その意義を擁護しようとする動きも含まれる。しかし、こうしたテクノロジーのイノベーションは必ずしも、医療において想定されるような働きをしていないという指摘もある。著名な心臓医のゴールドマンらは、一九六〇、一九七〇、一九八〇年に米国の大学病院で行われた検死解剖の結果を調査し、臨床的に見逃された診断がいずれも一二%で、変わらないことを示している。いうまでもなく、この二〇年間には、超音波検査をはじめ医学上重要なさまざまなイノベーションが生じている。医療過誤の深刻さを訴えた米国の医学研究所の「過ちは人の性」という有名な報告書が出たのは、二〇〇〇年で、その対象は、医療器具が満足にない田舎の診療所ではなく、都会の大病院である。テクノロジーやイノベーションが事故や過誤をなくすと考えるのは早計である。どの分野でも、われわれの日常的常識にてらせば、事故や過誤が少ないのはハイテク率の高いところではなく、社会組織がうまく機能しているところである。この問題は、情報技術と企業経営の関係と同じ性質のものに見える。いくらハイテク装置を導入しても、労使関係が悪いところでは、不良品の率は下がらないのである。逆に、ハイテク装置がなくても職場組織がうまく機能すれば、品質を上げることができる。医療においても、ある程度この常識が妥当するのではないか。

聴診などの技能の衰退がもたらす問題は、よく見れば、現代医療のハイテク化と関連している。医療が狭い範囲で、いわゆるマイクロ専門化すればするほど、こうした小さな専門分野に患者を導くチャンネルが機能しなければ、全体が機能不全に陥る。肩が凝るとか、手がしびれるとか、首が痛いとかいったあいまいな症状をもって大病院を訪れたことがある人は、この問題がいかに切実かよくわかる。あなたはまず、整形外科にまわされる。そこでは、レントゲンをとられて、せいぜい肩こり体操のパンフレットをくれるか、筋肉痛の薬を処方してくれるかである。もちろん、こうした症状で大病院に行く人は、肩こり体操パンフレットが欲しくて半日をつぶしているわけではない。たいていは、近所の医者で、一度大きな病院でみたもらった方がいいですよといわれて行くのだが、こうした動機で大病院を訪れて適切に扱われる人はまれだろう。大病院には、それではあなたは、まずどこへ行きなさいと告げてくれるゲートキーパーがいない。大病院の整形外科医は、整形外科以外のことはよく知らない。日本では、一人の外来患者に対して複数の診療科の医師が集まってきて、診断について話し合ってくれたというような経験のある人は皆無だろう。そうしたものを現在の医療の中で求めてもとても実現できないことも理解できる。そうすると何が必要なのか。ミクロに専門化されたチャンネルへ適切に患者を導くゲートキーパーが必要なのだ、というのが医療界の考え方のようである。少なくとも、身体診察の衰退を危惧する医師たちの共通の見解は、身体診察技能が、医師のゲートキーパー機能を維持するために必要だということである。ベルギーの心臓医クレメントらは、「技術の計量的能力にもかかわらず、思慮深い医師患者関係における判断、バランス、洞察の多くは、問診と身体診察に依存している」と述べ、「マイクロ専門化」のせいで、最初の臨床的所見は、診断にいたるもっとも理に適った道筋を選ぶのに絶対に重要と強調している。もし、患者の訴えを簡単に聞き、種々の検査を発注する作業が、入念に問診をし、身体診察を行う医師の代替をすることが可能であるなら、患者が医師のもとへ行く必要はなくなるだろう。電話かメールで診察ができる。こうしたゲートキーパーが、どのような医療の質をたもつことができるかは未知であるが、すでにほかの産業でおこっていることの後追いをすることになる可能性は高い。おそらく、患者の訴えをテキストマイニングで分析し、プログラムが適切な検査項目をセレクトするという、医療情報学の夢は、ミニッツ・メディスンやクックブック・メディスンへの道を開くだろう。遠い将来には確かにそうした医療がごく当たり前のものになるかもしれない。大昔には、医者という職業の人間がいて、患者と話をしたり、患者の体に触ったり、患者の心臓や肺の音を聞いていたそうだというような話にならないとは限らない。しかし、プーンが指摘するように、プライマリーケアを行うマイクロマシンやコンピュータープログラムは今のところ存在しないし、当分の間は、医師の代わりになるロボットも登場しないだろう。ところが、人間のゲートキーパーが必要な時に、すでに人間の医師がそれに必要な技能を失い始めているとすれば、医療にとってはかなり深刻な問題である。診断が困難な病気を抱えた病人が、病院から病院を渡り歩き、何年もかけて自分の病気を発見してくれる医師に出会うという話はよく耳にする。通常彼らはさまざまな検査や治療をそれまでに受けている。専門チャンネルへの誘導が適切に行われない場合の患者側の労力や時間のロスは言うに及ばず、医療側の検査や治療のロスも大変なものである。医療情報学が、この問題について、解決の見通しを持っているのかどうか私は知らないが、現存する医師の能力を最大限利用するにこしたことはない。

聴診術の衰退に対する医師の危惧の理由の二つ目は、教育上の問題である。問診、触診、聴診、視診、打診といったベッドサイド診察技法は、形式化困難な知識や技能を含んでいる。教科書や参考書を読んで理解するのでは、不十分な側面が大きく、聴診器をもたされるだけでは、何もできない。つまりこうした技術は、器具とそれを使う人間の技能がセットになって初めて機能する。しかも、そうした技能を修得するためには、技能を十分にマスターしている人間に教えてもらう必要がある。

コリンズという科学社会学者は、人が修得する技能をアルゴリズム型のものと文化適応型のものに分類している。アルゴリズム型の技能は、何らかのアルゴリズムに変換可能なもので、いわば座学で学ぶことができる。あるいは、何らかの機械的なプログラムで学習することができる。外科医がスキルラボで修得できるタイプの技能は、こうしたタイプの技能である。それは一定の肉体的な訓練が必要であっても、手続きは機械化されており、したがって人間の指導者を必要としない。こうした技能は、人間的な結びつきのないところにも伝播する。器具とその使用方法が書かれたマニュアルがあれば、あとは反復によってそれが使えるようになる。しかし、たとえば患者との会話の仕方であるとか、手術を続行すべきかどうかの判断であるとかいった技能は、アルゴリズム化が困難であり、プログラム学習にも向いていない。こうした技能は、社会的に伝承される方がはるかに効率的に伝えられる。これとよく似た発想で、社会学者のドナルド・マッケンジーは、核兵器の製造方法に、人から人へ伝播しなければ伝わらない知識や技能があるのかどうかを検証している。今日でこそ核兵器は世界中に拡散し始めているが、その製造方法は、現代の工業社会としては驚くほどゆっくりとしか伝播しなかった。その伝播の多くは、これに関係した科学者の人的ネットワークに依存したものであるという点で、核兵器の製造には文化適応型の技能が動員されていると推測できるというのがおおまかな彼の議論である。科学研究も先端的なものになればなるほど、こうした性格を強める。形式化された推論様式よりも、経験に基づくカンやコツが重要な役割を果たすようになる。聴診術についてどの程度そうしたことが妥当するのか、私には判断できないが、専門家の意見によれば、この技術が標準化された血液検査の利用とは異なり、熟練者による指導と一定の実地の経験、つまり、実際の患者を相手にした経験が必要な技能であることは、明らかなように思われる。一九世紀にラエネクが聴診器を発明した際にも、彼はこの技術を用いてどのように診断を下すか若い医師たちに研修を施している。ヨーロッパで聴診術を広めた医師のほとんどは、ラエネクから直接指導を受けた医師たちであった。器具は、人間との相互交渉を欠いた場合には、孤立した発明にとどまる可能性が高い。相互に技能を教授し合うこうした初期の社会集団の存在が、その後の技術の社会的運命を決めるといっても過言ではない。聴診器が二世紀にわたって医療で用いられている背景には、この器具と交渉をしつづけた医師という社会集団があるといえば、当たり前であるが、しかし、今日いくつかの技術は医師という集団のくびきから解放されているのも事実である。レントゲンは放射線技師に、超音波は超音波技師に、検体検査は臨床検査技師に、その交渉の相手を変えている。また、技術によっては、ユーザーとの交渉が低減し、自動分析装置のように限りなく機械の側が自立しているものもある。聴診術は、医師という集団との関係が切れなかったこと、その技能が医師による伝承や経験に大きく依存しているという点で、特異な技術である。それゆえに、聴診術は、医学知識のデータベースのどこかに収録されていればよいというものではなく、実際に伝承されなければ、消滅の危険がある。ある医師はこう警告している。「手遅れになる前に事態に対処しなければならない。年長の教師がいなくなれば、誰が教えるのか」。

聴診術の衰退に対する懸念の三つ目の問題は、医師患者関係である。プーンは、医師が患者に触れることの重要性を強調している。触診、打診、聴診で患者に触れることは、患者との関係を構築する上できわめて重要だという。もっとも、こうした議論には、聴診をしなくても、患者と関係を保つためにだけ触れればいいという意見がある。ひょっとしてそういう理由で、聴診をしている医師は、われわれ患者が知らないだけで、意外と多いのかもしれない。しかしこうした行為は、社会的にはかなり危険である。医師が何も聞いていないということを知った患者の幻滅はかなりのものだろう。そうした演技をしてあやしまれないための訓練よりも聴診術を身につける方が早いかもしれない。いずれにしても、プーンがいうように「患者をどのように診察するか、あるいはどのような診察をさけるかということは、ある程度まで、医師が患者に対してどのような感情をもっているかということの鏡である」というのは、確かかもしれない。少なくとも、歴史的に見て、このことはかなり妥当性がある。これについては、聴診器の歴史のところでふれよう。

また、聴診は単に、患者に触れるという治療効果や患者との人間関係を構築するためだけに機能する訳ではない。聴診する医師が患者にもたらすある種の神秘的な信頼感というものも存在する。これもプーンからの引用である。

「身体診察は、医師に、医師患者関係をコントロールする基礎を与える。患者にとっては、身体診察はいくぶん神秘的な行為であるに違いない。診察、触診、打診、聴診によって診断が下される。あるいは可能性が排除される。しかし、脈拍や心臓の音の感覚といった、生のデータは診察しているもの以外には聞こえない、他のものはただその解釈や報告に接近することができるだけである」。

無言で診察を行う医師への無言の信頼は、医療社会学者が、家父長的医師患者関係として長らく攻撃してきたものだ。また、聴診のこうした側面は、無論、情報が主観的すぎるとして、科学的医学の中で繰り返し批判にさらされてきたことも想像に難くない。しかし、医師が患者と病気との関係に人格的に関与するには、多かれ少なかれこうしたある種の盲目的な信頼感が必要であるし、盲目的な信頼感の背景には主観的な情報操作が必要である。そうでなければ、医学知識を豊富にもった医師には、医師は必要ではない。ある高名な医師が、重篤な病気になって途方にくれたときに、同僚の医師からいわれた言葉は、「あなたに必要なのは医者ですよ」だそうだ。プロフェッショナルとクライアントの間のこうした情的な結びつきについては、医療社会学は、あまり注意を払ってこなかったように思われる。臨床社会学者のブルーンは、器具の使用は、診察のやり方を変え、医師が患者に触れることを最小限にしてしまったと述べ、医師が患者にふれないことが患者側の不満の一つの原因だと述べている。それに加えて、医師が使用する種々のアシスタントやナース・プラクティショナーの存在が、医師が直接患者の体に触れる機会を減らし、さらに、医療倫理や医療過誤の問題が、医師と患者の関係をますます形式的で疎遠なものにしていると彼は述べている。これは、一九七八年の論説である。

聴診術の衰退への懸念が指摘する最後の問題は、医療経済の問題である。プーンは、二〇〇〇年に、今後五－一〇年間、身体診察は以前にも増して重要になるだろう、と述べている。高価な技術を旺盛に使用し、「全部必要」とか「万一のため」とかいう態度が蔓延する社会でも、現在の増大するコストに耐えられるわけがない。テクノロジーは、広範囲のスクリーニングや診断を行うには、安くも、効率的でも、早くもない。こうした状況では、簡易に素早くできる身体診察は貴重な技術であるという。メイヨークリニックのある医師も、聴診と心エコー図の有効性の比較に関する臨床検査をレビューした結論として、慎重な臨床的評価は不必要な検査を減らして、医療コストの削減に貢献するだろうと述べ、聴診による心疾患の検査は、あらゆる医師が用いるべき最初の診断ツールとして維持されるべきで、エコー検査がこれにとってかわることはできないとしている。日本の医師も、包括支払制度のもとでは、聴診術は見直されるだろうと指摘している。聴診によって、検査が不要になれば、それだけ病院経営は助かる。もっとも臨床検査技師連盟は、こうした動きが必要な検査を抑制することがないようにと牽制している。また、患者の方でも検査を求める風潮があるのは確かである。医師が患者から一定の信頼を獲得することができなければ、患者はすぐに検査をオーダーする医師へと流れるかもしれない。包括支払制度の趣旨が理解されればされるほど、米国でマネージド・ケア（医療機関が行う医療活動をコントロールする制度や技術）が被っている不評を、日本の医療機関も受ける可能性はある。患者も昔の患者のままでいることはできない。

4

マホガニーの神託

――聴診器と19世紀医学

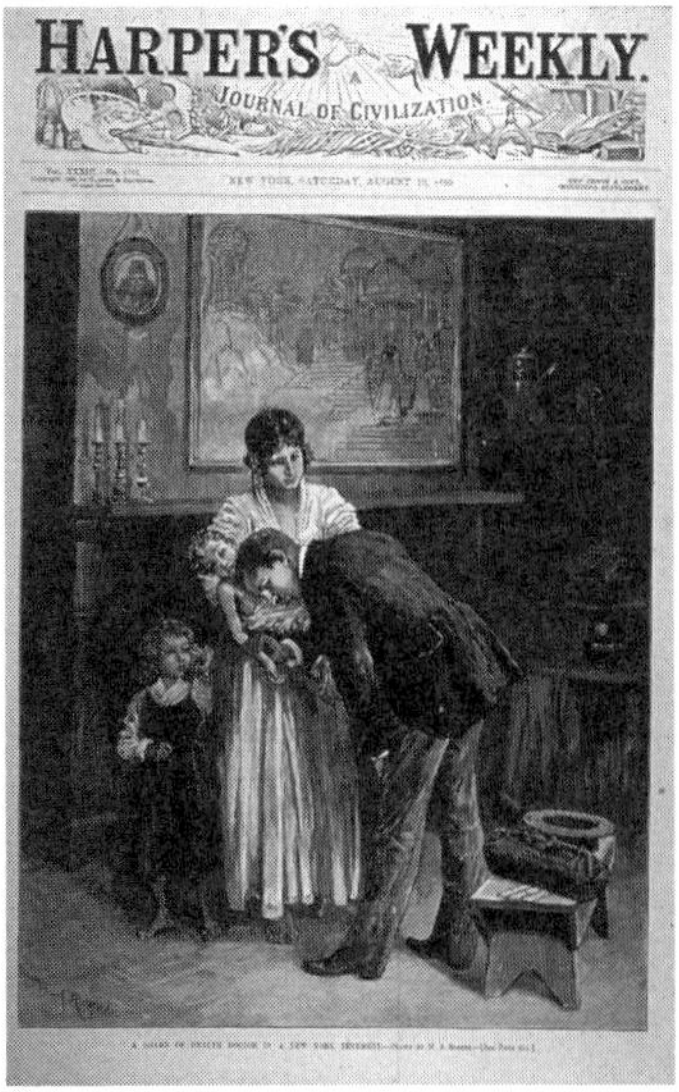

ニューヨークのアパートで乳児の胸の音を聴く公衆衛生局の医師。一八八九年のハーパー週刊誌三三号の表紙を飾ったW. A. Rogersの木版画。Courtesy of National Library of Medicine, NIH.

医療の革命

「君、ぼくは打診法や聴診法とよばれている科学的な探求をしているだけだよ」
「探求は結構です。でもやめなさい。あなたは自分の患者にあまりにもなれなれしく、近づきすぎだよ」

聴診器は、一八一六年にフランスの医師ルネ・テオフィル・ラエネクによって考案された。ラエネクは、パリ学派と呼ばれる新しい医学の運動の中心人物の一人で、フランス革命の激動期を生きた。聴診器は、この時代の臨床医学のシンボルであり、医師の診断のやり方を革命的にぬりかえたといわれている。現代の身体診察の基礎である、視診、触診、打診、聴診といった技法が、病理解剖学という検証手段に裏付けられることで、科学的な基礎を与えられたのもこの時代である。

医療技術の発達に関する古典的な著作であるスタンリー・ライザーの『診断術の歴史―医療とテクノロジー支配』は、聴診器が、患者の病状についての医師の知覚に対していかに重大な変化を引き起こしたかを、ラエネクの「肺結核」の症例記述によって示している。

「聴診器を胸部全面の右上部と右腋窩にあてがうと、明瞭な胸部声音が認められる。患者が咳や話をするとき、さらに呼吸の間もおなじ部位から、チリンという、ちょうど鳴り始めたばかりの鈴のような音、あるいは陶器の壷の中で羽虫が動きまわっているような音が聞こえる。おなじ箇所で、粘液性のごろごろという音、もしくは強いどくどくという音がする。これらの現象は肩先から第四肋骨までのすべての場所で認められる――ただし、顕著なのは背部よりも前部及び腋窩である。呼吸による雑音は、右肺の下部と左肺上部を除き、胸部全体から聞こえる。ヒポクラテスの震盪法を試みるも結果は出ず。こうした様々な徴候から、以下の診断を下した。右肺上葉全体にわたって、結核性の空洞が広がり、少量の体液を含んでいる。ことに左肺上部と右肺下部に結核結節が認められる」。

医師ではない私には、この症例報告がどの程度正確のものであるのか、現代の結核の診断にどのくらい近いのか判断することはできない。しかし聴診の結果と、解剖学的な病変の状況の関係が絶えず比較され、聴診器はその名の通り、「胸を見る」器具として機能していることは理解できる。結核の診断は、当時でも外的な特徴や患者の病状の訴えから、比較的容易に診断できたといわれているが、聴診器によって初めてその進行の程度を推定でき、また、症状が明確になる前にそれを予測することができるようになったという。

しかし、聴診器が医療にもたらしたものは、単に診断の一つの技術として医師に新しい診断手段を提供したというだけではないようだ。

患者にふれたい・患者から離れたい

冒頭の会話は、フォックスという医師が、一九八一年にある医学雑誌に掲載したエッセー「ラエネク夫人と聴診器」の中で紹介しているものである。聴診器発明前夜のラエネクと彼の夫人の会話であるという。夫人は、「今日の午後、縫い物のサークルでみんなが、あなたが若い女性患者の胸をさわったり耳をあてたりしていることの話題でもちきりだったわ。生涯でこんなに恥ずかしい目にあったのははじめてよ」と述べて、彼の診療行為をたしなめた。フォックスは、ラエネクが、妻とのこうした会話の後で、患者の体に直接触れずに聴診ができる道具を考案したとして、夫人の功績をたたえているのだが、残念ながらその典拠が示されていないために、この夫人が誰なのかは不明である。というのは、ダフィンの詳細な伝記を見ると、ラエネクが結婚したのは一八二四年で、聴診器の発明から六年を経過していることになっている。したがって、彼に忠告したのは誰か他の女性ということになるが…。

夫人は一体誰か、果たしてこんな会話が本当にあったのか、そうしたことは不明としておいて、この話は、きわめてありそうなこととして、誰かがおもしろおかしく書いたのかもしれない。今日では、夫である医師が女性患者の体に診療のためにさわるからといって、「こんなに恥ずかしいめにあったのははじめて」などというパートナーはないだろう。二世紀の間に、医師という職業活動に含められる範囲がかなり変わったわけである。フォックスも、そうした点ではエッセーの趣旨は間違っていない。

聴診器の発明についてのラエネク自身の説明は次のようになっている。

「一八一六年私は、心臓病の一般的な徴候を示す若い婦人の診察をしていた。私が今記述したようなやり方（患者の胸に直接耳をあてること）に頼ることは、患者の年齢と性が許容しなかった。そこで、私はよく知られた音響的現象を思い出した。材木の一端に耳をあてると、もう一方の端でピンをこする音がはっきり聞こえるというやつだ。紙を一枚とって、堅く巻き、患者の前胸部にあて、もう一方の端に耳をあててみた。今まで直接耳をあてていたときのどのときよりもはっきりと明瞭に心臓の音が聞こえることに驚き喜んだ」。

聴診器の発明についてはさらにもう一つのエピソードがある。これは、彼の弟子による証言である。それによると、ラエネクは一八一六年九月一三日、心臓を患う若い女性を往診しに行く途中で、ルーヴル宮殿の中庭で丸太を使った音遊びをする子供たちを見て、聴診器を考案したという。これは、映画の一シーンにもなっているらしい。

さて、出所のわからない夫人との会話も含めて、これらのエピソードから聴診器の発明の意味を考えることができる。チェンという医師が、聴診器をラエネクが発明した経緯については、三つの説があると指摘している。一つは、患者が若い女性であったために、直接耳を胸にあてることができなかったという説。これは、冒頭の夫人との会話の背景になる事情であり、いわば社会的な文脈である。二つ目は、この婦人が太っていて、直接耳をあてても、良く聞こえなかったためであるという説。これは、聴診器の技術的な文脈である。三つ目は、不潔な患者や結核に感染した患者としばしば接触しなければならなかったラエネクが、患者と一定の距離をとりたかったという説。こちらは、社会的でもあり、また衛生学的でもある。

聴診器に対する一九世紀のさまざまな評価を見ていると、たとえば聴診器を用いた方が、肺や心臓の音を明瞭に聞き取ることができるという説は、少なくとも、ラエネクが行ったような紙をまるめて聞いたり、あるいは木のスティックを用いたりした場合には、それほど明らかではない。聴診器を用いる聴診は、間接聴診術（mediate auscultation）といわれ、これの反対語は、直接聴診術で、つまり胸や背中に直接耳を押しつけるやり方である。実は、直接聴診の方がはっきり聞こえるという話は、一九世紀を通じてかなり頻繁に出てくる。

パリのフルネという医師が書いた『呼吸器官の聴診に関する臨床研究』（一八三七年）という書物には、聴診器の重要性を強調したラエネクの主張は認めるが、直接聴診の方がはるかに有利であると書かれている。一八四四年にランセットに掲載された「聴診器を用いる聴診と用いない聴診の比較評価について」という論文では、冒頭にこう書かれている。フランスでは聴診術は盛んに行われているのに、聴診器はほとんど使われなくなっている、他方イギリスではほとんどの場合聴診器を使って聴診をしている。論文全体の論旨を読むと、暗に、医学先進国フランスではすでに聴診器は忘れられ、イギリスではいまだにありがたがって使っているというようなニュアンスである。著者のベネットは、「直接あるいは間接に肺の音を自分の耳で聞き比べるという面倒なことを偏見なく行えば、誰でも、直接聴診を選択する」と断定している。一八六〇年でも、「ほとんどの目的にとって、直接聴診、つまり耳を直接胸にあてる方法の方が、伝導チューブなんかを使うよりも好ましい」というような記述に出会うことはまれではない。聴診について書かれた一九世紀中葉の医学書を検討すれば、ほとんどの書物は、間接聴診よりも直接聴診を推奨しているのがわかる。もちろん、聴診器を用いた聴診も必要であるという記述はあるが、直接聴診が不要であると書かれたものはないのである。『心臓学の歴史』を書いたアシェルノは、「もっと驚くべき事は一九世紀や二〇世紀の著名な臨床医の何人かが、耳で直接聞くことをひいきしたことである」と述べ、アメリカ心臓学会の創設者ルイス・コナーが、直接聴診のためにいつもシルクのハンカチを持ち歩いていた例をあげている。これは一九〇七年の例である。

聴診器が改良されて、直接聴診術に対する明らかなアドバンテージを示すようになったのは、かなり後の話であると推測する。技術がもつこうした問題、つまり、たいていの新しい技術は登場したときには、在来の技術よりもその性能が落ちるという問題は、コペルニクスの地動説に見られるように、それほどまれな現象ではないし、一つの次元の機能的評価からただちに、技術的な文脈を無視してよいということにはならない。しかし、紙をまるめて聞いてみたら、驚くなかれはっきりと聞こえるではないか、というような単一の文脈で聴診器の発明の意義を考えることは危険であることは確かである。

三つ目の、患者との接触を避けるためという話については、ラエネクはすでに若い時に結核に感染しており、結核への恐怖からという話はやや説得力を欠くという。実際、彼は四五歳の若さで亡くなっている。しかし、この説は、聴診器の普及という問題を考えるには、重要である。何人かの研究者は、聴診器の技術的な優位が確立される以前に、この技術が普及した背景には、一つ目と三つ目の社会的で衛生学的な事情が大きく影響していると見ている。医師と患者との距離という問題を考えると、一つ目の説、つまり医師の患者への接近欲望と社会的バリアーの問題、三つ目の説、つまり、医師の患者からの疎隔欲望と社会的義務の問題は、非常にデリケートで複雑な問題である。

聴診器以前

話を、ラエネク以前に戻そう。体の中で発生する音を聞いて、診断に役立てる技術、つまり聴診（auscultation）そのものは、ラエネクの発明ではない。前に少しふれた臨床社会学者のブルーンは、医師患者関係における接触コミュニケーションの意義を強調する論文の中で、世界最古の医書（といわれる）、中国の『黄帝内径（Huangdi Neijing）』の中に、臨床診察の四つの方法が記載され、問診、視診、聴診、触診が挙げられていると指摘している。中国人は、紀元前から胸や心臓の音を聞くことが診断に役立つと考えていた。しかしもっと驚くのは、一九九八年にマルチネラが報告している話で、それにはこう書かれている。「われわれの一般的な医療文化によれば、いくつかの事実は全く疑問の余地がないものだという。たとえば、ラエネクが、聴診器を発明したというようなことである。しかし、彼が最初に発明したのだろうか?」と述べて、彼らは、最近訪れたエジプトの古寺コム・オムボでの見聞を紹介している。この寺はローマ時代以前に建造されたもので、その中に、いくつかの医療器具を描いた浮き彫り彫刻がある。キューレット、鋏、秤、鉗子、外科用の鋸などは容易に見分けがつく。しかし、そこに彫られている二つの器具に彼は目を奪われた。一つは、ラエネクが一八二〇年前後に発明したとされるものにすごくよく似ている。もう一つは、われわれが毎日使用しているものに驚くほどよく似ている。先端が開いていて、やわらかいチューブのようなものでイヤーピースにつながっている。現地のガイドは聴診器はエジプトで発明されたと説明した、云々。

私には真偽は確認しようがないが、ジョン・ナンの『古代エジプトの医学』(一九九六)という書に、これについての議論があるようである。ちなみに、このコム・オムボ持院の医療器具のレリーフは、いろいろなウェブサイトで紹介されている。エジプト医学に関するもっとも古い文書は、紀元前一六〇〇年で、外科術、解剖学所見、診察、診断、治療、予後に関する豊富な情報を含んでいる。この書は、さらに古い書からの写しであるというから、気が遠くなる話である。いずれにしても、古代エジプトでも、患者の肺や心臓の音を聞くことが診断に用いられたようだ。

ライザーは、聴診術の基礎的な技能を記述したのはヒッポクラテスが最初だと述べている。『病について』の中で、ヒッポクラテスは、「こうすることによって、胸が膿ではなく水を含んでいることがわかる。もし、体の横から耳を押しつけて、沸騰するビネガーのような雑音が聞こえればである」と書いているという。しかし、ヨーロッパでは、聴診術についての記述はずっと時代が下り、しばしば引用されるのは、ロバート・フックの記述である。フックは、体の内部の運動や活動を、それらが生み出す音によって見いだす可能性があると述べて、さまざまな機械の不調をその音によって推測するように、肺や心臓や内臓の音によってその動きや理解することができるとしている。同様の議論は血液循環説を唱えたハーヴェイにもある。

一八世紀には、パドゥア（イタリア）の解剖学者モルガーニが、腹部や胸部を波打つ液体から発生する音に注意することが、水腫の確認に有用であることを主張し、どの場所で音が発生しているかを正確に同定することが、水腫のさまざまな種類を区別するのに有効と述べている。

しかしこうした方法は、医師の臨床の実践の中に定着することはなく、一七六一年にオーストリアの医師アウエンブルッガーが、打診法を提唱したときも、その方法は普及しなかった。アウエンブルッガーは、患者の話にもとづく症状や、患者の外観から判断する外的徴候などに依存した診断の有効性に疑問をもち、ワインの樽をたたいて中の状態を推測していた父のやり方に倣って、患者の胸をたたいてその反響音を聞き、肺が空気で満たされているのか、水があるのかを聞き分けようとした。打診法は、従来は腹部について行われ、胸部で試みたのはアウエンブルッガーが最初だという。彼自身は、その方法が診断術に革命をもたらすと信じていたようだが、一七六一年に出版された打診法に関するパンフレットは、とりわけウィーンの医師たちからは拒絶され、何の反響も呼ばなかった。打診法は、一八〇八年に、ラエネクの師であるコルヴィサールによって、翻訳し直され、再評価されるまで、ほとんど顧みられなかった。

これについてのライザーの解釈は次のようなものである。アウエンブルッガーの時代の医師たちの多くは、体を使った活動に対してまだ偏見が強かった。肉体的に患者とふれあうことが必要な打診法は、医師のプロフェッショナルとしての社会的地位を脅かすおそれがあった。医師の哲学的で知的なトレーニングは、診断に際して体を用いた方法を利用することを、品位に関わると見なしたのである。

この話を理解するには、ヨーロッパにおける医師という職業の成り立ち、彼らの社会的な地位、彼らのクライアント、彼らの活動の場所を考える必要がある。

身分的プロフェッションと医師のディレンマ

医師というのは、ヨーロッパではフィジシアン（physician）のことであり、現代でいえば、内科医がその系譜上の末裔にあたる。ドイツ語では、アルツト（Arzt）といい、外科医や歯科医、産婆や薬剤師などと区別された、ある種の特権的身分の一つである。そのメルクマールはいうまでもなく、大学を出て、学位（ドクター）をもつことであり、今でも医師のことをドクターと呼んでいる。このあたりの事情は、医者といえば、かなり粗雑な教養と、簡単な技能訓練を受けただけという米国の一九世紀までの医師や、漢方医や大学以外の実務家から医師の集団に入りこむ人間がたくさんいた、戦前の日本の医師とも趣が異なる。ヨーロッパでは、イギリスを含めて、医師は、一九世紀以前から、身分的に確立しているプロフェッションである。一九世紀以降、近代的な職業構成の中で機能的な位置を占めるようになる近代プロフェッションあるいは職業プロフェッションと区別して、これらを身分プロフェッションとか、前工業的プロフェッションとか呼ぶ場合があるが、近代的プロフェッションへの移行がどの時点になるのかは必ずしも明らかではない。少なくとも一八世紀末まで、医師の身分的な意識は、彼らが行う職業活動の性質に対して、重大な影響を及ぼしていたように見える。ライザーが指摘するような、肉体的な活動、つまり患者の胸をたたいてみるとか、あるいは歯医者がするように、患者の歯を無理矢理抜いてみるとか、外科医がするように患者の体を切ったり、縫ったりするとかいうようなことは、医師の身分意識には大きな抵抗を引き起こした。

医師の多くは、社会的に中流の上層から補充されており、大学に通い、学位を取得する必要があった。後に述べるように、ラエネクの家も故郷のカンペールの市長を出すような富裕な家である。もちろん、一族の歴史に浮沈はつきものであり、医師といっても、皆が裕福な暮らしをしているとは限らない。かつては歴史家の間でも、内科医と外科医のクライアントの間には、歴然とした身分的経済的格差があり、彼らは競合しないものと暗黙の内に考えられていたが、最近の研究では、内科医と外科医のクライアントは特に都市部ではかなりオーバーラップしており、外科医の地位や評判が上昇するにつれて、内科医のマーケットは侵食される傾向にあったということが明らかになっている。また、フランスでもドイツでも、王族や軍隊は、外科医を信用する傾向が強く、大学出の内科医は病気やけがを治せないというような一般のイメージも存在した。実際、大学といってもラテン語で書かれた医学の古典を読んで、医学理論を学ぶのがせいぜいであって、解剖実習すら行われないところが多かった。臨床にいたっては、オランダのライデンや、スコットランドのエディンバラ、フランスのパリ、プロイセンのハレなどごく一部の大学で、クリニックが併設されて臨床実習が行われているだけで、大学の学位は、患者を診るには全く役に立たないのが通常であった。それでは、医師はどうやって患者を診る技術を身につけるのかというと、これは職人同様、さまざまな病院や医師に出入りして、各地を放浪しながら診療術を身につけるのである。クライアントをもち、生活していくためには、大学の学位では不十分なのである。外科医の場合は、最初からこうした徒弟生活があり、さらに従軍経験などで多くの患者に接することで、技術を身につける。競合し始めれば、内科医にとってはやっかいな相手である。したがって、内科医の地位というのは、少なくとも一九世紀初頭までは、非常にデリケートなものである。彼らは、学位をもつ教養身分として、外科医や歯科医や薬剤師やあるいは流れ治療師（諸国を放浪しながら種々の治療を行う者）たちがやるような、身分に反する活動をすることができない。派手な宣伝活動や、営利的な診療活動や、実験的な治療方法の実施や、身体的な患者との接触などである。ドイツでは、医師の多くは行政機関に雇用されて、一定の収入を得ていたが、ほとんどの職は、生活を賄うのに十分ではなく、私的な診療活動は医師の生活には必須であった。一九世紀には現代的な意味での病院が次々と建設され、そこに雇われる医師も増えていくが、それでも生活に十分な給料をもらう医師は少ないのである。生活のためには、やはりいくつかの富裕なクライアントの家を抱える必要があり、このために、彼がしなければならないことはクライアントの家族とのコミュニケーションと彼らの治療である。こうした医師が置かれた状況と聴診器の利用は微妙に関係している。聴診器は、一方では、日増しに強まる医学の実践的課題の解決にとって、つまり患者を診断するという課題にとって、重要な手段を提供するようになる。しかも、それは患者の体に耳を押しつけるという、医師として躊躇しなければならない行為を避けるような形で医師を助ける。しかし同時に、聴診器のような器具を使用することそのものが、外科医との連想を引き起こすということもある。問診が、医師にとって重要な位置を占めたのは、身体診察の技術が確立していないという問題以外に、医師が、話を聞いてさまざまな判断を下すという、知的活動に自らの職業活動を限定したいという身分的欲求を抱えていたからでもある。

新しい医学

この医師のディレンマに重要な影響を及ぼした事情が一九世紀初頭には二つ生じた。一つは、アカデミック医学、つまり研究としての医学の台頭である。フランスでは、アカデミック医学はフランス革命における知的革新の中で、既存の大学医学部と対立する形で展開される。新しいアカデミック医学は、外科学との統合と臨床を重視した医学教育改革に踏み込むことで、既存の大学医学部との距離を明確にする。大学医学部は、開業医を養成する機関として、いわば医師の身分的利益を擁護する拠点となり、一方では、外科学との統合に反対し、他方では、研究としての医学や病院での研修を躊躇する。もう一つの事情は、研究や教育の場としての病院の台頭である。従来、病院での研修は外科医が中心であり、病院に勤務する医療者も外科医が内科医を圧倒している。これは、軍病院の伝統を引く施設ではいっそう顕著である。内科医は貧しい患者の集まる病院を自らの職業的な活動の場として認識していなかったし、そうした施設における研修が、富裕なクライアントを獲得する上で有効であるとも考えていなかった。しかし、新しいアカデミック医学は病院を一種の実験室ととらえ、研究と教育の場として構想していた。少なくとも、フランスでは、革命政権、外科医集団、新しいアカデミック医学の三者は連携して、旧来の大学医学部を中心とした医師集団に対峙することになった。新しいアカデミック医学の拠点は、一七九四年に医学と外科学の教育を統一して設置された教育機関エコール・ド・サンテと、すでにそれ以前から特に外科医の臨床教育の場として機能していたシャリテ病院やパリ総合病院（サルペトリエールとビセートル）である。

プロイセンでは、こうした事情は大幅に異なっていた。プロイセンでは、アカデミックな医学の拠点は、一八世紀に改革が行われた大学医学部であり、これに対して、医学の実践的な価値を重視する国家官僚による医学教育改革が対立する形になる。国家と外科医集団が比較的接近しているのは、パリと同じであるが、アカデミック医学と大学医学部は分離することはなく、結局、一九世紀のフンボルト理念に見られるように、医学教育改革は大学のアカデミシャン主導で行われるようになる。他方、病院については、臨床研修の場として病院を利用していた軍と、これを医師の研修施設として取り込みたいと考えていた大学医学部の間で、たびたび綱引きが行われるようになる。しかし、ベルリンのシャリテ病院は、一九世紀中葉にいたるまで軍の支配下を抜け出すことはなかった。このために、プロイセンのアカデミック医学は、パリにおけるような大規模な病院施設をその研究や教育の場としてもつことができなかったのである。これが、病院医学がまずパリで発達し、実験室医学がプロイセンで発達した一つの理由である。

さて、こうした事情は、医師をその養成と職業活動の従来のパターン、つまり大学で学位を取得し、富裕なクライアントを抱えながら開業医を営むというパターンから、徐々に引き離すようになった。医師は、病院のような施設で研修を受け、さらに、病院での臨床を研究の素材とし、その結果を社会に還元するという、いわば近代的な医師プロフェッションの機能を営むことを求められるようになる。この力学の中では、器具を使用することによって、社会的タブー（患者に触れること）を乗り越えるという側面が、器具を使用することによって、外科医のような技術者と見なされるという側面を圧倒するようになる。

ラエネク・パリ学派・病院

ルネ・テオフィル・ヒアシンス・ラエネクは、一七八一年にブルターニュの港湾都市カンペールで生まれた。両親はともに地元の有力な家の出身で、一族からカンペールの市長を出している。しかし、父との折り合いは悪く、ラエネクはナントの医学部で教えている叔父のもとで医学の勉強を始め、一七九五年、一四歳の時には、すでに、第三身分外科医（外科医の最下位身分）として、革命軍に従軍している。軍病院での三四ヶ月間の勤務の後、病院は閉鎖され、父との確執の末、彼は、パリで医学を勉強する機会を得る。一八〇一年四月、ラエネクは、パリに赴き、以後四年間、新しい臨床医学の拠点であり、パリ学派の中心的機関であるエコール・ド・サンテで学び、ニコラ・コルヴィサールの教えを受けることになる。

当時、エコール・ド・サンテでは、解剖学と臨床所見を結びつける、臨床―解剖学的方法が隆盛で、その検証手段として病理解剖が行われていた。つまり、患者が生きている間に、体の中で進行しているであろう解剖学的病変を予見し、死後にその確認をするという方法である。コルヴィサールは、アウエンブルッガーの打診法の利用を提唱し、モルガーニの聴診法と合わせて、シャリテ病院で実践していた。彼は、院内でのあらゆる死亡について、検死解剖を行うべきと主張し、患者が死亡するはるか以前から、死後の解剖所見を予言して周囲を驚かせていた。ラエネクが、彼のもとを訪れた一八〇一年の末には、コルヴィサールは、打診法に関する著作を準備していた。

一八〇四年から一八一五年まで、ラエネクはパリにとどまり、医学学会で寄生虫、病理解剖学、生理学などの研究活動を行いながら、さまざまな診療活動にも従事する。興味深いことに、寄生虫の研究に際してラエネクは、パリ学派では、その利用に拒否的反応が強かった顕微鏡を用いている。この問題は、また後の章で扱おう。彼は、この時期の学会の中でもっとも活発なメンバーの一人であったという。一八一五年までに、彼はアカデミックサークルでは、卓越した病理学者として通っていた。しかし、王政復古の政治情勢の中でパリでの自分の地位に不安を感じたラエネクは一八一六年、ネッカー病院の職を受け入れる。ネッカー病院は常に満床で、患者は教育と研究の対象として利用され、死後は検死解剖されることが、入院時の契約であった。この「臨床契約」の習慣は、革命時に生まれ、王政復古後も生き延びた。ラエネクは、ネッカー病院で、結核や肺気腫の症例を研究し、ここで聴診器の着想を得る。それで、冒頭の話になるわけである。

さて、ラエネクの経歴は、聴診器という器具が、フランス革命とフランス医学の変革、パリ学派の新しいアプローチ、病院の機能的変質といった事象と複雑に絡み合っていることを示唆している。

エコール・ド・サンテや、そこで行われた外科と内科の統一、研究を目的とした医学など、一八世紀末にフランスで生じたこうした医学の急激な変動は、フランス革命の政治的衝撃ぬきには理解が困難である。パリ学派の解剖ー臨床学的アプローチも、ゲルファンドによれば、部分的には外科学に由来するものであるという。疾病分類や病気に関する思弁的な哲学理論が、イギリスやドイツよりも速やかに衰退したことも、こうした問題と関連しているかもしれない。臨床学アプローチが、日常的に行われる病理解剖による検証と結びついたことも、「臨床契約」のような、病院施設における研究優先の社会制度が、革命時に強引に形成されたことに多くを負っている。同じ時期に、やはり一定程度、医学の実験室の様相を帯びたベルリンのシャリテ病院では、これほど、日常的な研究と病理解剖は行われてはいなかったし、そうした発想そのものが、しばしば病院の管理にあたる行政機関や、一般社会や軍からの憤激を招いていた。この点では、パリ学派の実践を病院医学と特徴づけ、後にドイツの諸国で発展した医学を実験室医学として区別するのは、やや誤解を招くおそれがある。パリでは少なくとも、病院はすでにある種の実験室であり、患者は研究の対象であった。パリにやや遅れてウィーンがこの道を歩むことになる。

聴診器はいわばこうした文脈の中に釘付けになっている器具で、病理解剖と実験室としての病院という実践を抜きにしては成立しえない発明であったといえる。

ラエネクは、聴診器と病院のかかわりについて次のように述べている。

「いくつかの理由で、間接聴診の実践への熟練や完全な技能の修得は、病院でしかなしえない。なぜなら、少なくとも時々は、自分たちの考えに信頼性を獲得し、自分たちの観察力を信頼し、耳で知覚された徴候の正確さによって確信を得るためには、聴診器によって得られた結論を、死後の検死で確認する必要が生じるからである。…肺や心臓の疾患の多くは、きわめて日常的に見られるものであり、一週間ほど病院で見聞すれば、十分である。研究しなければならない残りはきわめて珍しいケースであり、そうしたものも一年間のうちにはほとんどは出会うことになる」。

間接聴診法と医師たち

ラエネクは、聴診器を用いた診断術について、詳細な研究書を一八一九年に出版している。その著作『間接聴診法について、あるいは肺および心臓疾患の診断論』は、アカデミックな世界では、評判を呼び、その評価はフランスにおいてもイギリスにおいてもきわめて好意的なものであったという。しかし聴診器への評価は必ずしも明瞭ではない。その上、ラエネクに対するアカデミックな評価と聴診器の普及は必ずしも関連していないという指摘もある。医学史家のニコルソンは、この問題についての研究者の見解がかなりばらばらであることを指摘して、その原因を二つあげている。一つは、ラエネクの著作は、診断論というよりはむしろ病理解剖学の研究書であって、この著作に対する好意的反応は必ずしも聴診器の実用性への評価に結びつかないということ。もう一つは、ラエネクの診断術の革新への反応が、それを用いた診断方法への転換をただちに意味しないということ。つまり、単に書物を読んで、賛同するだけでは、臨床の実践は変わらない、聴診器を利用するには、一定の技能を修得する必要があり、このプロセスは著作を読んだだけでは不十分だというのである。

たとえば、次のような記述がある。ラエネクの著作を英語に翻訳したジョン・フォーブズという医師の一八二一年の記述である。

「聴診器は、その価値を試した私の経験から、医学におけるもっとも偉大な発見の一つと認められるであろうことには疑問の余地はない。ただし、そうした価値にもかかわらず、これが広く一般に用いられるようになるかと言えば、その点については私はきわめて疑問である。これを有効に用いるには時間がかかる。患者にも医者にも非常にやっかいである。この道具の性質は、われわれの習慣と連想に対して、奇異で不快感を与える。峻厳なる医師が患者の胸にあてた長い管のようなもので、あたかも体の中の病気が何か意志を伝えることのできる生き物であるかのように、厳粛に聞き入っている様には、どこか馬鹿げたところがあることは確かである」。

フォーブズは、こうした道具の使用は、軍隊や病院でなら可能かもしれないが、私的な診療では無理だろうという。こんな行為は、イギリスの医師の、物静かで、慎重で、哲学的な習慣とは相容れない。外科医や肉体労働者にはふさわしいが、教養ある医師にはふさわしくないという。ライザーも、初期の聴診器が長い棒のようなもので、こうした道具を携えて移動することについて内科医は、外科医と同様の職業に見られる恐怖を感じたと指摘している。現在のような軟質のチューブを用いたものが登場するのは比較的早いが、ラエネクが考案したような木製の棒の場合は、これを押しつけられる患者も一定の苦痛を感じたらしい。特に女性の患者は堅い棒を胸に押しつけられるのを拒むことが多かったという指摘もある。

つまり聴診器が、医師にもたらすある種の身体的な動作や、道具の使用や、患者との接近が、医師の活動にふさわしくないとするのであるが、他方では、次のような指摘もある。直接聴診法や打診法が、病院における診断法として、コルヴィサールのいういわゆる「内科医学」の探求に推奨されたにもかかわらず、多くの医師はこれを実践することには抵抗を感じた。というのは、患者の多くが抱えているノミやシラミや、入浴習慣の欠如が、医師にこうした動作をとらせるのを躊躇させたからである。この点で、聴診器は、医師と患者の距離を確保しながら、胸の音を聞くことを可能にし、医師の診療活動のいわば社会的な上品さを救済したという。

つまり病院における聴診器の社会的役割とは、私的な診療における役割とは、ちょうど逆のものになった。クライアントの家に往診にでかける医師にとって、聴診器は、患者の体に直接ふれるという社会的タブーを回避する手段であった。特に相手が婦人の場合にはそうである。このことの代償として彼らが甘受しなければならないのは、棒のような道具を持参することによる医師としてのイメージの低下や、あるいは道具を患者の体に押しつけることによる患者からのクレームである。いずれにしても医師は、それまでのように患者からの訴えと外観による判断から、一歩踏み込んで患者の身体に接近するための手段として聴診器を用いるわけである。しかし、病院では医師が、患者の体に直接ふれるというタブーは、むしろ医師の側が抱く躊躇に関係している。接触による感染や、体臭などの不快感が、直接聴診や打診や触診を妨げている。聴診器はいわば、こうした患者との間に挿入される防壁であり、患者からの距離を確保するための道具である。

　こうした状況を考えれば、聴診器は、体の内部の音を聞くことによって得られる知識や診断の確実性を強く求める考えが医師の側になければ、普及は難しいと推測できる。いずれの国でもこうした考えを啓蒙したのはアカデミシャンであって、一般の開業医ではない。この点で聴診器は、治療器具のように、それを用いることがただちに医師の営業上のアドバンテージになるものではなかったといえる。実際、結核や心臓病の存在を生前に予言したところで、これを治療する手段はないのである。むしろ、そのディスアドバンテージにもかかわらず、採用する医師がいたということが、聴診器と結びついた医学や社会制度の変化の強さを物語るものである。

　聴診器の実際の普及は、ラエネクの書物と同じというわけにはいかなかった。器具は、ラエネクの書物といっしょにすぐに販売されたようだが、技能の方はそうはいかなかった。未熟なままにこの器具を使用して、さまざまな診断を下す医師がいることも、普及を危うくする一因であった。ハートは、一八二五年のランセットに掲載されたブックレビューに、聴診器への次のような辛辣な皮肉を見つけている。「医者は、ポケットに手を突っ込んで、彼のマホガニーの神託を耳にあてればよいのだ。そうすればどうだ、たちどころに、そこを解剖したかのようにすべては明らかになるというのだ」。聴診器はしばしば、鍼や骨相学などと同列に扱われ、つかの間の流行ともいわれた。ライザーは、聴診器の中に羽虫が入り込んだのを知らずに、次々と馬鹿げた診断を下していく医者をからかった歌を紹介している。

骨相学とは異なり、聴診器はその原理については、何も目新しいものはない。問題は、その利用のための技能である。ニコルソンは、聴診器の普及には、この器具を扱う技能の普及が欠かせず、技能の普及には人的な交流を媒介とする直接的な伝授が不可欠であったと指摘している。ラエネクは、聴診術の教育に熱心で、一八二六年に他界するまでに外国人を含めて三〇〇人もの医師が彼のもとで聴診術を学んでいる。エディンバラからは、ウィリアム・カレン（弟）、ジェームズ・クロフォード・グレゴリー、トーマス・ホジキンが、ロンドンからは、チャールズ・ウィリアムズ、トーマス・デイヴィース、アイルランドからリチャード・タウンセント、アメリカからジョン・フィッシャーといった具合である。彼らはみな自国に戻り、聴診術を広めた。一八三〇年代には、少なくともパリとエディンバラでは、聴診術は広範囲に普及していたといわれている。しかし、ロンドン、ウィーン、ベルリンについては、普及にはもっと時間がかかった。ロンドンとエディンバラで聴診器の受容が対照的であった理由をニコルソンは、いくつかあげている。

こうした歴史的事象についての確定的な説明は難しいが、いくつか興味深い議論を紹介しよう。まずスコットランドでは、病理解剖学に対する関心が強く、このことが聴診術の受容を促進した。また、エディンバラ大学は、臨床教育を早くから医学教育に導入していた。臨床教育の実施と聴診術の普及が相関しているという指摘は、他の研究者も行っている。医師の養成制度の中に組み込まれなければ、フォーブズが述べるように、医師にとっても患者にとってもやっかいな聴診器を診療に取り入れる動機は希薄なのである。スコットランドが、文化的にフランスとの関係が深く、ロンドンで見られるようなフランス嫌いや、外国嫌いの影響を受けにくかったという点も指摘される。ロンドンでは、聴診器は医師たちから、「フレンチ・ボブル（フランスの子ども騙し）」とか「英国紳士への侮辱」と呼ばれていたらしい。

もっと興味深いのは、エディンバラにおける人的ネットワークの構成である。エディンバラの医師たちは、小規模で緊密なネットワークを構成している。街は小さく、医学部は一つしかない。医師の研修施設も一つである。ほとんどの医師は、エディンバラ大学医学部の出身であり、その数はおそらく一〇〇人に満たないだろう。人口では、ロンドンはすでに一〇〇万人を超えており、エディンバラは、一〇万人程度である。ロンドンのエリートの医師はすべてオックスフォード大学医学部の出身であるが、しかし、ロンドンの開業状況は複雑で、オックスフォード以外に一二の私的な医学学校が存在し、臨床研修施設も複数ある。資格をもった医師の数はおそらく、千人を超えるだろう。エディンバラでは、唯一の臨床研修施設の責任者であったアンドリュー・ダンカンが早くから聴診術を研修に導入し、その普及に努めたが、ロンドンでは、王立医師会の会長であったヘンリー・ハルフォードは、一度も聴診器を使ったことはなかった。エディンバラでは、聴診器が臨床実践に定着するのに一〇年かかっているが、ロンドンでは三〇年、つまり一世代を要した。エディンバラでは、聴診器に関心を示したのは確かに、イノベーションの初期のユーザーがそうであるように、若い医師たち（カレン（弟）やグレゴリー）であったが、彼らはいずれもエディンバラでの医師サークルで重要な地位を占める一族のメンバーであり、その活動はただちに医師サークル全体に影響を及ぼした。ロンドンでは、フォーブズらの活動が医師サークル全体に影響を及ぼすことはなく、メンバーの世代交代を待たねばならなかった。

ラエネクに直接師事した医師が少なかったウィーンやベルリンでは、さらに普及は遅れた。ウィーンでは、ジョセフ・シュコダが、聴診術のパイオニアといわれるが、彼がウィーン大学に入学したのはすでに一八二五年で、ラエネクが他界する一年前である。シュコダは病理解剖学と身体診察の重要性を主張し、一八三二年以降、ウィーンの総合病院（当時ヨーロッパ最大規模の病院）で、自ら打診や聴診を実践していた。しかし、彼の診察を受けた患者からのクレーム、特に打診法で診察されることへのクレームが出されたために、彼は精神病棟に回されることになる。当時のウィーンでは、こうした診察は一般的ではなく、彼の上司もこうした診察の重要性を理解していなかったようである。シュコダの古典的著作『打診と聴診にかんする考察』（一八三九年）は彼をウィーン総合病院の胸部疾患病棟の責任者に押し上げるが、その聴診術は診断を主たる目的とするもので、治療についてはほとんど関心がなかったという。ウィーン学派のニヒリズムは、病の自然の流れにまかせるといえば、近代医学批判のように聞こえるが、実は科学的医学が共有するやっかいな態度を内包している、つまり、医学的認識が治療実践に優先するという態度である。

ベルリンの場合は、さらに普及は遅れる。ドイツでは、最初に聴診器を使用したのはカール・グスタフ・シュマルツとされている。一八二五年に出版された彼の『図解　医学外科学的診断術の考察』第四版に聴診器を用いた診断術が紹介されているようだが、残念ながら中味は確認できなかった。シュマルツはフーフェラントの弟子でケーニヒスベルクで開業していた。臨床を重視した実践的な医学を標榜していたようだが、聴診器を用いた聴診術をどのように習得したのかはわからなかったし、また、彼がベルリンの医師たちにどの程度の影響を与えたのかも不明である。プロシア皇帝の侍医であったヨハン・ルーカス・シェーラインが一八四一年にシャリテ病院で行った臨床講義の内容が出版されていて、この中で彼は聴診器を用いた新しい診断方法が、在来の問診を中心とした診断方法に対していかに有利かを唱えているが、聴診器を批判する反対派についてもたびたび言及しており、この時代でもまだ聴診器が正統な位置を占めていたわけではないことを示唆している。ロッセという医師が、その理由として医師たちが「医学の機械化」を嫌ったからだと述べているが、その典拠はわからない。また、医療器具の歴史家で著名なデービスも、次のように述べてドイツでの聴診器の普及が遅れたことを強調している。「ヨーロッパの医師たち、とりわけドイツ人は、聴診や打診なるものは、患者の品位を汚す、あまりにも下品に機械的であり、明敏な精神的洞察を有する医師にとっては不必要なものだと主張し、診断器具の使用をアメリカ人の医師たちよりも強く拒んだ」。アメリカ人の医師たちはこうした抵抗感があまりなかったと見えて、その普及はかなり早いと研究者は考えている。これは、アメリカの医師には、ヨーロッパの医師のような身分的な意識が希薄で、道具の使用に抵抗がなかったためといわれている。

ベルリンで聴診術を広めたのは、シュコダの弟子のルートヴィヒ・トラウベで、その活動は一八四〇年代後半にまで下る。トラウベはフィルヒョウとともに活動し、その研究は実験的病理学につながるものであった。当時ベルリンでは、すでに化学分析や顕微鏡を用いた実験室医学が始動しはじめており、トラウベの活動はこうした流れのなかにあったようだ。

いずれにしても、アカデミックな世界におけるラエネクの名声と、臨床現場における聴診器の普及とはかなりの時間差と地域差があり、ヨーロッパだけに限定しても、聴診器が一般化するのは一九世紀中葉以降になると思われる。興味深いのは、現在聴診器に付随してわれわれが抱く、ベッドサイドでの医師と患者の親密な関係や、器具を介して医師が患者と結びつくというような文化は、かなり後になって生じたもので、初期には聴診器はむしろ、患者から一定の距離をとるための器具であり、ウィーンやベルリンのように、臨床よりもむしろ実験的な医学研究にシフトするような動きとも関連していたことである。

サロモンという現代の医師は、「医師であることについて」というエッセーの中で、次のように述べている。

「ラエネクによって、医師を患者から引き離すために発明された聴診器は、現在では両者を結びつけるものになっている。われわれが使用するこれ以外の診断器具はきわめて機械的で、検査を行うときには患者と同じ部屋にいてはいけないくらいである。聴診は、患者と医師の間の親密な近さを必要とする。この行為は直接的であり、パーソナルである。一方の体が発する、さまざまな音は、もう一方の肉体の聴覚へと流れる。これは治療のためのコミュニケーションの一つである」。

今日では、大きな病院や大学病院などで患者が抱く不満には、医師が患者の方を向かない（電子カルテを導入している場合によく生じる）、話を聞いてくれない、そして聴診をしないというのが挙げられる。シュコダは、聴診や打診をして患者から嫌われたが、現代では聴診をしないことは患者の信頼を得るための障害にもなりうる。聴診に対する社会的な見方が変わったということだけがその原因ではない。むしろ聴診を行う必要を感じた医師が、どうすれば患者との良好な関係を保ちながら聴診をすることができるかという工夫を蓄積していった結果、聴診文化と呼べるような、医師患者関係を含む技法が、医師と患者双方に形成されていったというのが、真実に近いのではないだろうか。胸にあてるピースを手で暖めるとか、患者の肩に手を置くというような、聴診をする際のマナーや患者とのこまかなやりとりに関する歴史的研究はなく、いつごろから、医師と患者双方が、こうした文化を前提として診療を行うようになったのかはわからない。

しかし、サロモンが述べるように、現代のハイテク診断器具の多くはこうした努力をあまり必要としないように思われる。社会的で人間的な関係を動員しなくともよい器具は、確かに独立性が高く、より客観的なデータを容易に産出するかもしれない。しかし、そのためのつけは、ほかのところで払わなければならないかもしれない。

5

電気松葉杖なんかいらない

——聴診器と医療のシンボル

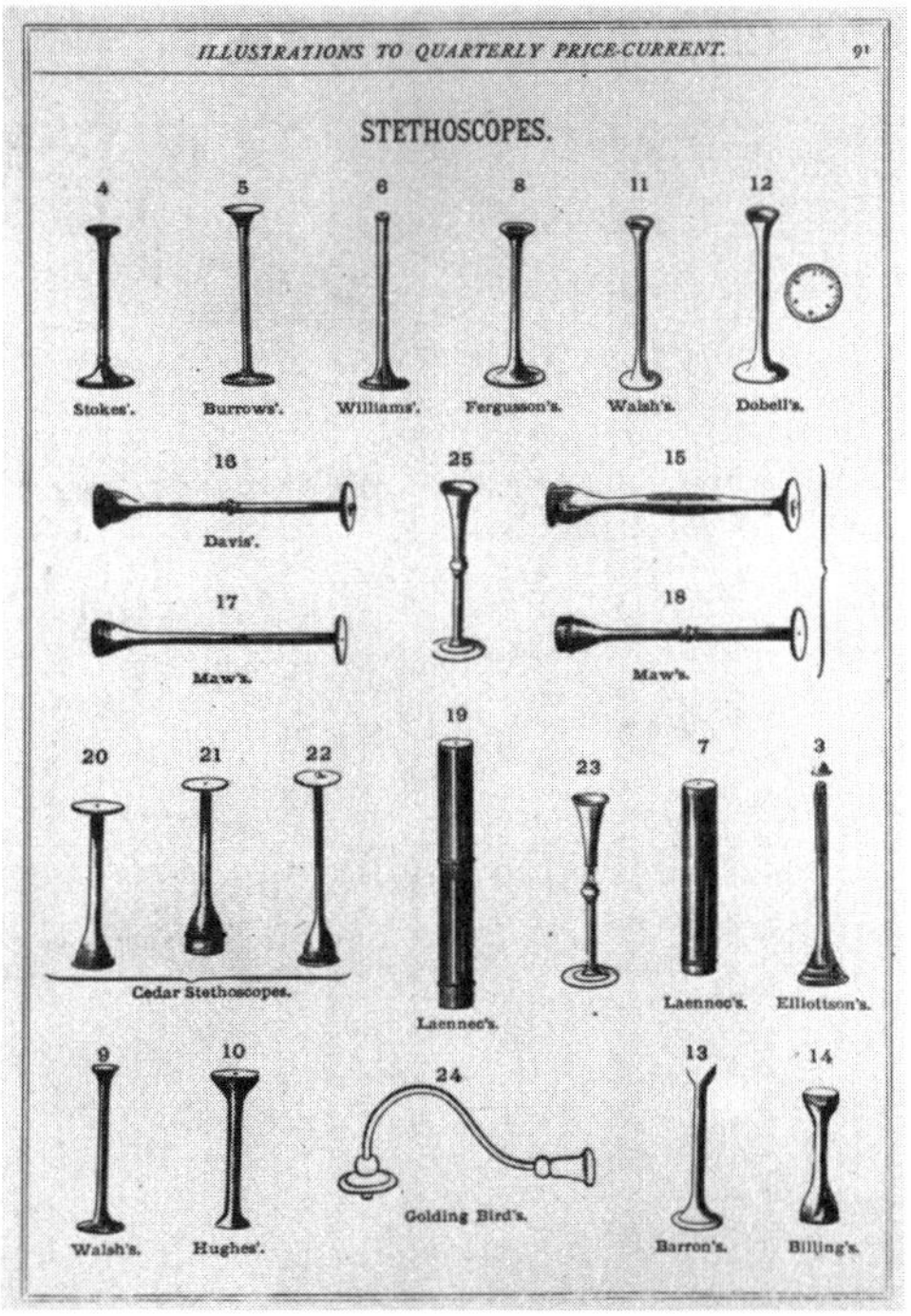

一八六九年にS. Maw&Son社が出した聴診器のカタログの一部。ラエネク式のもの以外に様々なタイプのソリッド式やフレキシブル式のモノーラル聴診器が掲載されている。
Courtesy of National Library of Medicine.

聴診器の形

聴診器は、ラエネクの発明当時から現代の聴診器のような形をしていたわけではない。ラエネクの発明したものは、両端に少し工夫を凝らした棒のようなものである。患者の胸に当てる部分（チェストピースと呼ぶらしい）は、円錐形に開いていて、医者が耳をあてる部分（イヤーピースと呼ぶ）は、聞きやすいように少し放射状に広がっている。前に書いたように、これは、患者に直接耳をあてることを回避するために考案されたもので、患者にとって必ずしも快適なものではなかったようだ。やたらと聴診器をあてて診察したために、患者から嫌われたシュコダの例は極端だが、私的な診療ではこんな器具は使えないという発言はかなりある。診察のために衣服を脱ぐという習慣が浸透していなかったということも一因であるかも知れない。あるいは、チェストピースが、堅い木や金属でできていて、音が聞き取りにくいと感じた医師が、ぐりぐりと胸にそれを押しつけるというようなこともあったのかも知れない（チェストピースを胸におしつける圧力によって聞こえる音の帯域が変わるらしい）。いずれにしても今日の聴診器は、医師と患者双方が満足のいく構造で安定したように見える。今では聴診器をあてられて文句を言う患者もいなければ、恥ずかしくてこんな道具は持ち歩けないという医師もいない。患者はむしろ聴診器をあてられることで安心し、医師が自分の体の中の出来事に関心をもってくれていることを確信する。医師は、自分以外には聞こえない音の病理学的意味を解読することで、医師としての職業的アイデンティティを確保し、聴診器を通した患者とのコミュニケーションによって、臨床家の立場を維持できる。これには現代の聴診器の形態や構造も影響しているし、またそれに、医師と患者が歩み寄る歴史的経緯も影響しているように思われる。

聴診器の形態と構造の変化は、技術史の中でも興味深いテーマの一つになると思うが、残念ながら、あまりポピュラーなテーマではない。もっとも詳細な解説は、歴史家オードリー・デービスのものと、アルバート・アインシュタイン医学校のブラウフォックス教授のもので、いずれも、ラエネク以降の聴診器の進化について要領よくまとめられている。私は、音響学の専門家でも医師でもないので、この問題について専門的判断はできないが、デービスとブラウフォックスの記述にそって、主な論点を紹介したい。これらを読むと、聴診器の構造やその機能的な問題が、見かけほどシンプルでもまた時代を経て不変でもないことがよくわかる。

聴診器の形態や構造の変化は、いくつかの主要なイノベーションによって、分岐している。これを、かなり強引に樹状系統図に書き込んだものが次の図である。

ここでは主要なイノベーションを、ラエネクのソリッド式聴診器（チェストピースとイヤーピースをつなぐチューブが木や象牙のような硬質の物質のもの）、フレキシブル式聴診器（チューブがゴムのような柔らかい中空の素材でできているもの）、バイノーラル式聴診器（両耳で聞く構造のもの）、ダイヤフラム式聴診器（チェストピースにダイヤフラムと呼ばれる振動膜が備えられたもの）の発明としている。聴診術全体からすると、これらはすべて間接聴診法ということになる。文献によれば二〇世紀の初頭まで直接聴診法も用いられ、しばしば間接聴診法よりもす

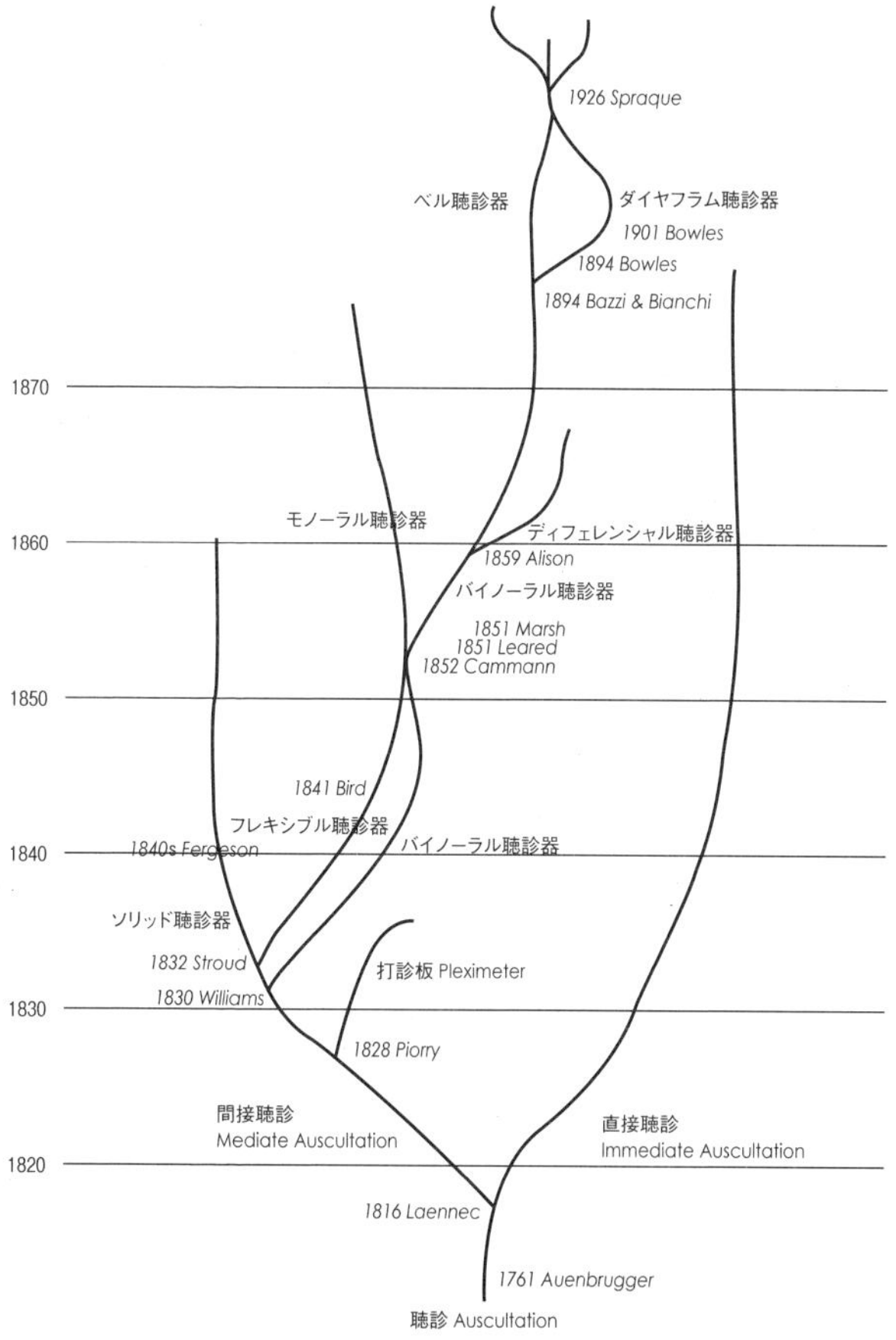

図 5-1．聴診器の進化系統図

ぐれているという記述に遭遇するから、直接聴診法もかなり後まで行われていると考えられる。また、ラエネクが使ったような堅い素材で、中が空洞になっていないようなタイプのものも、同じく二〇世紀初頭まで用いられていた。チューブがフレキシブルなものとバイノーラル式のものは、いずれも一八三〇年代に登場するが、両者が結びついて聴診器のスタンダードになるのは、一九世紀後半以降である。したがって、一九世紀中葉から二〇世紀初頭まで、直接聴診法、ソリッド聴診器、フレキシブル聴診器、バイノーラル聴診器など、さまざまな聴診術が併存していたことになる。この半世紀強の期間には、二つのチェストピースをもつディフェレンシャル式のものや、さまざまなタイプのものが考案され、いろいろなコレクションを見ると、実に多様な形態の聴診器がある。それが、一九三〇年代くらいには、ベル型とダイヤフラム型という低周波と高周波をそれぞれ聞き取るのに適したチェストピースの構造、塩ビやゴムのような柔軟なチューブ、両耳に固定できる金属製のアームといった現代の聴診器の基本構造が固定したようだ。ブラウフォックスが示した聴診器にかかわる発明年表では、一九二六年にスプラーグのベル・ダイヤフラム両用型のものが出て、その次は、一九六一年のリットマンによる良い聴診器に必要な条件まで飛んでいる。一九二六年から二〇〇〇年の間には、アンプ式聴診器、ポータブル超音波装置などを含む無数の改良ありと書いてあるだけである。実際、インターネットのサイトなどで、心臓専門医が聴診器の購入についてのアドバイスを書いているものなどを読むと、本当によいのはスプラーグのベル・ダイヤフラム両用式のものだなどと書かれている。つまり、七〇年ほど前の発明がまだ生きているのである。現代のデジタルオーディオ機器よりも、レコード時代の真空管アンプの方がよい音を出すなどといわれるのと似たような事情があるのだろうか。もっとも、聴診器にかかわる特許申請は依然として多く、米国の特許庁のデータベースでは、一九七〇年代以降で現在まで三〇〇件を超えている。多くは電子式の聴診器に関係するもので、市場レポートの概要などを見ると、電子式聴診器は今後機械式のものよりも市場シェアを拡大するだろうとされている。電子聴診器の問題については後で述べよう。

モノーラルvsバイノーラル

さて、初期の聴診器は棒のようなもの（図5－2参照）で、これを持ち運ぶのを医師がいやがったという話を書いたが、棒のようなソリッド聴診器と現代の聴診器の音響学上の相違は、音の伝導の仕方にあるらしい。ブラウフォックスは、ソリッド聴診器は、骨伝導（骨導）による音の聴取を基本にし、これに対して中空のチューブなどを用いるフレキシブル聴診器の場合は空気伝導（気導）による音の聴取を基本にしていると指摘している。気導の場合は、鼓膜が振動してこれが内耳に伝えられて音が聞こえるが、骨導の場合は頭蓋骨が振動して、これが内耳に直接伝わる。骨導の方が、外部の騒音に強いといわれているが、木や象牙のように堅い媒体であれば、患

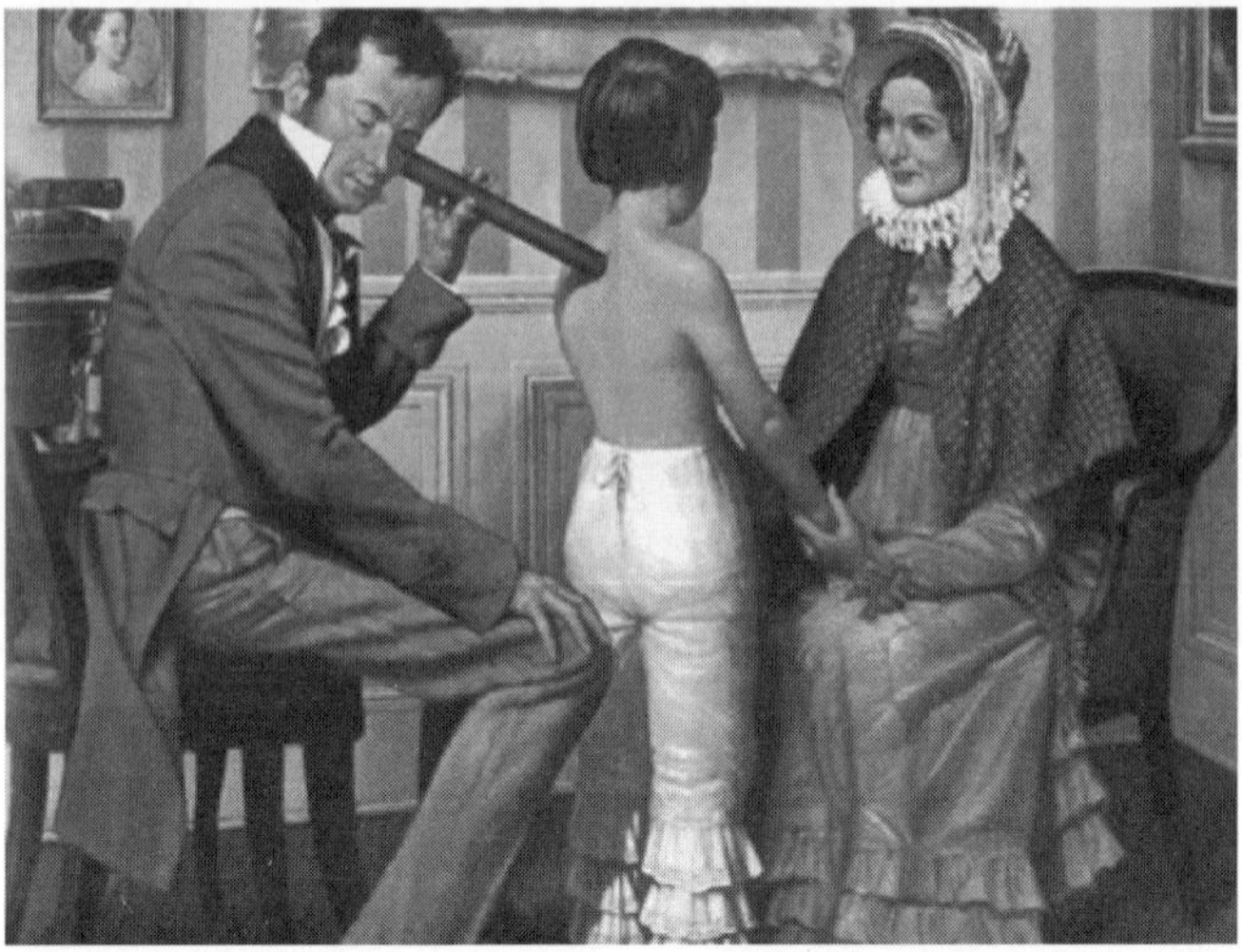

図 5-2. ロバート・A・トム『ラエネクと聴診器』

（A history of medicine in pictures, Parke, Davis & Company, 1960 のシリーズ絵の１点、現在ミシガン大学所有）

者の姿勢と医師のポジションはかなり融通の効かないものになる。医師の耳のどちらが敏感かということによっても、最良のポジションをとるのはなかなか大変な作業である。聴診器のチェストピースの面に対して患者は水平の位置を保たねばならず、医師もまたイヤーピースに対して水平に、つまり聴診器そのものに対しては垂直の位置をとる必要がある。これが、患者の胸側や背中側、右や左、上や下、ということになると、かなりやっかいである。また、音を聞く位置や、その時の患者の姿勢による筋肉の緊張や弛緩などによって、聞こえる音はかなり違うという。違う位置の音を聞き比べたいという医師の希望は、チェストピースが二つある差分式聴診器などを後に生み出した。

ソリッド式の聴診器は、その柄の部分の長さがさまざまである。ラエネクの発明したものは、三〇センチほどのものだったが、その後、やはりソリッド式でポピュラーになったピオリのものは、二〇センチと短かった。もちろん、短い方が医師の位置はとりやすいし、持ち運びなどの扱いも楽である。長ければ木や象牙といった媒体の影響を強く受ける。しかし、もっと長いものもある。四〇センチもあるものは、鞄にも入れにくいし、扱いも面倒である。こうしたものは、貧しい患者が多い病棟で用いられたらしい。それで「病棟」聴診器とか「貧者の」聴診器とか呼ばれたという。むろん、患者の体からできるだけ遠ざかりたいという医師の要望から生まれたものである。ソリッド式の聴診器はその構造上、通常は、片方の耳で聞くいわゆる「モノーラル」タイプのものになる。

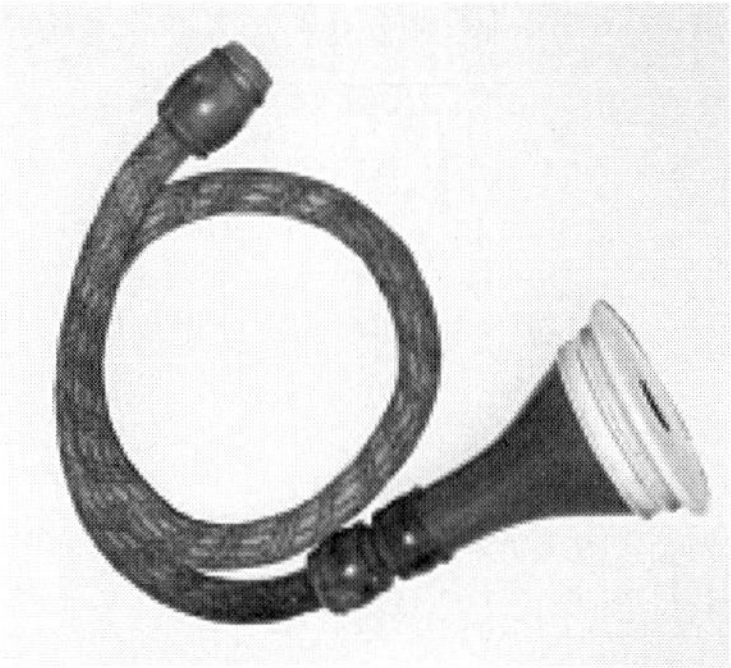

図 5-3.　ピオリ型・モノーラル・フレキシブル聴診器（1835 年頃）

チェストピースは木と象牙と角で、チューブはおそらく皮革でできている。形状は、同時代の会話チューブあるいは補聴器に酷似している。（http://www.antiquemed.com/tableofcon.htm）

ソリッド聴診器の構造を大きく変えたのは、フレキシブル聴診器（図5－3）の登場である。一九世紀の中葉にはゴムやセルロイドなどの柔軟な素材の開発が相次ぎ、これを聴診器に応用するものがあった。初期のフレキシブル聴診器は、図5－1にも示したように一八三二年に出ているが、例によって、木で出来たスタンダードなモノーラル・ソリッド聴診器の方がよいという意見が紹介されている。しかし、ソリッド式のものと比較して、フレキシブルなチューブのものは、聴診を行う患者や医師の姿勢やポジションがより柔軟になる。イギリスの胸部疾患の権威、チャールズ・ウィリアムスは、よき聴診家は、より正確な診断をするためには、ソリッド聴診器を使うべきとしながらも、フレキシブル聴診器がソリッド聴診器では不可能であったさまざまな位置から聴診が出来る利点も評価し、両方使用していたという。イノベーションの歴史では、しばしば正確なものよりも、簡便なもの、使用が容易なものが一般化する。患者にとっても医師にとっても、フレキシブルな聴診器がもたらす自由度の大きさが次第に重要な意味をもつようになった。ブラウフォックスも、聴診器の進化の過程で音響学的な知識はほとんど理解されておらず、デザインの変更のほとんどは音響学的な原理にもとづくものではなく、利便性によるものだと述べている。

聴診器の主なイノベーションは、ほとんどが医師によるものである。もちろん、ゴムなどの素材の開発は、医師によるものではないが、新しい構造や形態はほとんど医師の発案によってできている。つまり、メーカーはさまざまあっても、開発のコンセプトや基本はユーザー主導である。ところが、モノーラル・フレキシブル聴診器は、同じ時代に使用されていた補聴器（hearing aid, conversation tube）に酷似しているらしく、この種のコレクターは、それが補聴器なのか聴診器なのかしばしばわからなくなるらしい。補聴器は、一九世紀の前半にはかなりありふれた道具であったのに対して、それとよく似たモノーラル・フレキシブル聴診器は珍しい道具であったという。この結果、医師たちはしばしば補聴器を聴診器代わりに使っていたともいう。唯一の構造上の相違は、チューブの長さである。補聴器は二人の人物が会話するためのもので、チューブの長さは通常、九〇センチから一メートルくらいあったのに対して、聴診器はソリッド聴診器同様、長くても三〇センチくらいである。聴診器の歴史に詳しいソイファーマンらによれば、補聴器の特許は一八一九年である。つまりラエネクの聴診術に関する書物と同年である。補聴器がかなり普及した器具であったことを考えると、一八三〇年代に登場したモノーラル・フレキシブル聴診器の原型は補聴器であるかもしれない。少なくとも、老人と会話する必要が多かった医師たちが、これを知らないわけはないのである。

ところで補聴器といえば、ブリティッシュ・メディカル・ジャーナルにのっていたこんな話がある。記事のタイトルは「聴診器の変わった使用法」となっていて、これは発明コーナーの記事である。

手術を待つ九四歳の老人。唯一の疾患は耳が遠いこと。患者に麻酔について説明するのに大声でどならなければならない。突然私は思いついた。「聴診器を彼の耳に入れたらどうだろう?」驚いたことに、私はささやくだけで良かった。病棟全体がこのことを愉快がったので、麻酔から彼を覚ます時にもこのトリックを使い、看護師にも同じやり方を使うように指示した。回復室の患者が聴診器を首に下げているのを見るのは奇妙な光景だった。

ソイファーマンらは、聴診器でも補聴器でもない一九三一年ごろの器具を紹介している。これは、現代の聴診器と構造はほぼ同じである。ベル状の先端に長いゴムチューブでつながった二本の金属製チューブがあり、その先端にイヤーピースがついている。患者のリハビリ用バイノーラル・チューブと紹介されている。患者は、自分の耳にイヤーピースを挿入し、ベル状の先端部に自分で話しかける。これによって、聴覚中枢を刺激し、中耳の難聴を解消するという。ブリティッシュ・メディカル・ジャーナルに投稿した医師が、聴診器の新しい使用法として特許を申請したら却下されていたに違いない。

さて、フレキシブルな素材が登場し、聴診器がこうした柔軟な素材でできた中空のチューブを使うようになると、その音の伝達は気導になる。これと平行して、両耳を用いて音を聞く、バイノーラル聴診器が登場する。バイノーラル聴診器の最初のものは、いつごろか定かではない。一八二九年のイギリスのコミンズの論文が、両耳で同時に聞くタイプの聴診器の最初のアイデアだといわれたり、チャールズ・ウィリアムスが、同様のものを使用していたという議論もあるが、実用的なバイノーラル聴診器は、一九世紀中葉にジョージ・カマンが開発したもの（図5－4）だという。カマンの聴診器は、ほとんど現代の聴診器と同じ形である。金属製のチューブ、ゴム製のイヤーピース、イヤーピースを両耳に固定しておくためのスプリング機構、ベル状のチェストピース、金属チューブとチェストピースを結ぶゴムチューブ。カマンの時代には、すでに医師がこうした医療器具の特許を申請していたようで、特許権争いも起こっている。カマンは、医師が発明特許をとることに反対している。医師の発明は、公衆が自由に利用できるものでなければならないと主張したそうだ。残念ながら、現代の医学コミュニティーではこうした考えは共有されていない、とブラウフォックスは付け加えている。少なくとも米国の医療事情を見れば同感である。

カマンがあげたバイノーラル聴診器の優位は以下の通りである。両耳にフィットするために外部の音を遮断することができる。両手が自由になる。音はより純粋になり、両耳にフィットしたイヤーピースで聞くため音量は大きくなる、もっとも、音質は変わり、やや音程が下がる。従来の聴診器では聞こえなかった音が聞こえる。従来の聴診器では疑わしかった音も完全に聞こえるようになる。こうした特性のおかげで、肺の中心部の疾患も検出できるようになる。いいことづくめである。

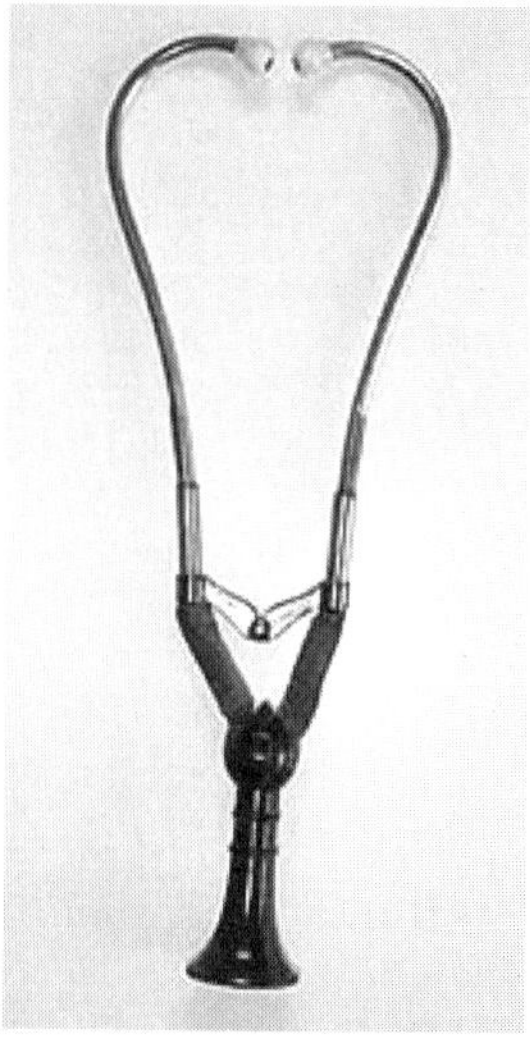

図 5-4．カマン聴診器（1852 年頃）
チェストピースは黒檀、チューブは編み物、2本の金属製チューブは、ヒンジで止められてイヤーピースを耳におしつける構造になっている。（http://www.antiquemed.com/tableofcon.htm）

バイノーラル・フレキシブル聴診器が出てくると、我々は現代の聴診器の形状に急速に近づくので、これこそが技術的に成熟した聴診器で理想の構造のものだとつい思うのであるが、ブラウフォックスは、バイノーラル・フレキシブル聴診器への移行は、なぜかくも緩慢であったのかと問うている。第一次大戦前夜でもモノーラル・ソリッド聴診器は使われており、カタログにもまだたくさんのっていたのである。バイノーラルのスタンダードな形状といわれるカマン型のものが登場して半世紀以上経ている。ブラウフォックスの推測は次の通りである。一つは、聴診器に適したフレキシブルな素材の不在、もう一つは、左右の耳の不均質さへの懸念であるという。聴診をしない私には、この左右の耳のバランスというのがよくわからない。もちろん、片方の決まった耳でいつも聞くことが安定した印象を得られるのはわかる。しかし両方の耳で聞けば、ある時には右の、ある時の左の耳の印象が強まったり弱まったりするのだろうか。確かに、チェストピースが二つあるタイプのいわゆる差分式聴診器の場合には、右耳で聞く右肺の音と左耳で聞く左肺の音の相違が、左右の耳の特性によって影響されるということは確かだろう。しかし、チェストピースが一つの場合にもそういうことがあるだろうか。いずれにしても、バイノーラル聴診器がモノーラル聴診器よりも不正確であるという議論は、いろいろなところで引用されている。二〇世紀の初頭、ある医師は、「今日これほど頻繁に起こっている胸の病気の誤診の多くは、バイノーラル聴診器を習慣的に用いた結果であると私は確信する」と述べている。サイヤーという専門医は、バイノーラル聴診器の使用はいかなる意味でももっともいかがわしいものだと述べ、この世から抹殺すべきとまで書いている。

ブラウフォックスも、一九一二年の一四ページにわたる聴診器のカタログには、七八ものモノーラル・ソリッド聴診器のヴァリエーションが掲載されていると指摘しており、モノーラル聴診器の根強い存続を裏付けている。しかし、一九一〇年に出版された米国の医師ヒルシュフェルダーの専門書によると、モノーラル聴診器のほとんどは、当時合衆国以外の地域で使用されているとあり、米国は比較的速やかにフレキシブル・バイノーラル聴診器に移行したように見える。ヒルシュフェルダーは、「モノーラル式とバイノーラル式の聴診器は、それぞれ異なった音を強めるので、重要なあるいは疑わしいケースでは診断が下される前に両方を試してみるべきである」と述べている。つまり、科学的厳密さからすれば、二〇世紀初頭でも、モノーラル式を米国のように放棄するのは危険だということになる。ヨーロッパと米国を比較すると、ヨーロッパはどちらかといえば、正確さや科学的厳密さに固執し、米国では、利便性や新しい器具への嗜好が強いように見える。新しい器具がもつ可能性を拡張するには米国のような新奇性にとびつく社会的風潮が有効だが、それによって失うものも大きいし、リスクもある。

前に述べたように、聴診器が発明されたときにも、そうした道具を使用した間接聴診法よりも直接患者の体に耳をあてる直接聴診法の方が明瞭に音を聞き取れるという議論がかなり長い間続いていた。

こうした現象の原因の一部は、器具の性能が、器具の技術的構造に依拠する部分とそれを扱う人間の技能に依拠する部分から構成されており、新しい器具の場合には必然的に後者に著しいハンディが存在することによるものだろうと思う。どのような道具も、それを使用する人間の側に一定程度の技能を要求する。器具の性能はこの技能を無視しては成り立たない。米国の医師ヒューズは、聴診の実践について書いた入門書の中で次のように述べている。

「しかしながら、聴診者は自分が長い間慣れた器具であれば、それが粗悪なものでも、よりすぐれたつくりと形状の聴診器だがなじみの薄い聴診器を使うよりも、ずっとよく聞くことができるということは認めなければならない。器具の形状はたいして重要ではなく、個々の医師にとって最高の聴診器とは、彼が一番よく聞くことのできるものだということは繰り返し強調してもよい」。

また、人間の側の技能には過去の一定の蓄積に由来する構造があり、これが、書物や数式やデータの形で形式化されている場合であれ、個人や集団の暗黙知の中に閉じこめられているのであれ、いずれにしても、この構造がある程度器具の発展の経路を拘束する。最新の血液検査でも、どの測定方法がもっとも正確かという議論には、必ずそれぞれの測定法が抱える臨床データとの関係が問題になる。臨床データとのリンクが存在しないデータは、必然的に不確実である。聴診データも、患者の臨床データや死後の解剖データと結びついているので、この結びつきが強いものほど有利である。この意味で、器具の構造とその器具を用いた診断理論とは、共進化するといってもよい。一方の変化は、他方の変化を引き起こす。これが、聴診器のような医療器具の開発者が、音響学者ではなく医師である最大の理由である。

電気式・電子式聴診器の行方

バイノーラル聴診器の時代になると、その器具の構造や形状について、音響学的な理論にもとづく反省が付加されるようになる。たとえば、チェストピースで拾い上げた音をいかにイヤーピースまで正確に、減衰することなく伝達できるかという問題は、音の連続的な伝導に関する音響学理論を参照している。チェストピースの形状も、ダイヤフラム（振動板）を付加することによって高音域は聞き取りやすくなるが、低音域は条件が悪化するといった問題についても、そうである。しかし、音響学上のさまざまなイノベーションがこれ以降の聴診器の開発に刺激を与えて、聴診器開発が活発化したようには見えない。間接聴診が登場した時には直接聴診の利点が、バイノーラル聴診器が登場した時にはモノーラル聴診器の利点が強調されたことや、それぞれのイノベーションのはるか後まで旧来の器具が用いられたことなどは、興味深い問題であるが、しかし、もっと興味深いのは、一九三〇年代までに聴診器の主要なイノベーションが完結する、言い方を変えれば一九三〇年代以降、聴診器の構造や形態を変更するような重大な発明がないということである。前に書いたように、聴診器は基本的に七〇年前の発明に依拠しているのである。ブラウフォックスは、次のように述べている。「もちろん、無数の異なった種類の聴診器が売りに出されたが、聴診器の主要なイノベーションのほとんどは一九三〇年までに完了しているというメッセージは明かである」。彼は、血圧計の進化も同じ時期に完了したことも興味深いと述べている。

この記述はもちろんやや不正確であるかもしれない。聴診器も血圧計も、周知のように電気式や電子式のものがある。このイノベーションは、聴診器の場合は、電話の発明からくるマイクロフォンを使用した一九世紀末にさかのぼる。問題は、このマイクロフォンを使用した電気式の聴診器が、一〇〇年たった今日でも主流にならなかったというところにある。血圧計の場合もやや事情は似ているように見える。今では、年寄りや妊婦がいる家庭にはたいていデジタル式の血圧計が転がっている。しかし、デジタル式の血圧計は、臨床試験などでは使われないようだ。理由はその不正確さにあるという。果たしてこの問題は、直接聴診法と間接聴診法、モノーラル聴診器とバイノーラル聴診器の関係と同様の問題だろうか。

マイクロフォンとアンプを使用した、音の電気的な増幅や伝達を聴診法に利用しようとする試みは、一八七〇年代末に始まる。電話の発明後すぐである。イギリスの医師ベンジャミン・リチャードソンとデビッド・ヒューズは、マイクロフォンを用いて心臓や肺の音を増幅する実験を行った。リチャードソンはさらに、一八七九年にロイヤル・ソサイエティーの例会で、脈拍の動きを音に変換する試みについて報告している。これは、聴診ではないが、当時使用されていたポンドの脈波計（sphygmograph）にマイクを近づけて、脈波計の針がプレートをひっかく音をアンプで増幅した。脈拍の動きを大勢の聴衆に理解してもらう道具として有用であるという。リチャードソンは、この発明を脈音器（sphygmophone）と名付けている。この言葉そのものは、いろいろな辞書に載っているくらいであるから、ある程度実用化されたものだろう。いずれも、電話の発明にヒントを得た考案である。

デービスは、実用に耐える電気聴診器は、一八九〇年代にサンフランシスコの自称医師アルバート・アブラムスによって発明されたと書いているが、アメリカ医学史上最大の山師と呼ばれるこの人物の、胸部音計（stethophonometer）と呼ばれる発明を果たしてまともに受け取るべきかどうか、私には判断できない。彼が、一九〇〇年に出版した『心臓疾患――その診断と治療』という書物の中でこの器具が図解入りで説明されている。興味のある方は、インターネット・アーカイヴというウェブサイト上で閲覧できるので見てほしい。

機械式の聴診器は、補聴器や、ゴムなどの素材の開発、音響学の発展などと関連しているが、電気聴診器ははるかに多くの他分野のイノベーションと関連している。直接関連するのは、電話の発明で登場するマイクロフォン、つまり音を電気信号に変換する装置と、音を増幅するアンプであるが、その用途が、心音の記録に関係する場合には、キモグラフや脈波計や検流計や心尖拍動図や心電図などとも密接に関係する。音の伝送が目的になる場合には無線通信技術も関係する。これらの技術全般の複雑な関係は私の知識の範囲を超えているので、とても解説することはできないが、電気聴診器がなぜ一般化しなかったのかを考えるためには、この技術の発展のいくつかの方向性を素描する必要がある。

一八七〇年代のリチャードソンらの実験が示すように、マイクで心音を拾ってこれを増幅するという装置を開発するもっとも初期の試みは、心音の記録を目的としている。聴診器の代わりにマイクを胸にあてて、その音を増幅するというだけでは、教育とかデモンストレーションということ以外には、アカデミックな医師の側にはそれほど大きな関心はない。しかし、聴診で聞こえる音を記録するということになると、研究者の関心は高まる。一八八七年に心電図が発明されて以来、心臓の動きを何らかの指標を用いて記録することへの関心はアカデミック医学の間で急速に高まった。一八八八年のブリティッシュ・メディカル・ジャーナルには、心音の録音とグラフ記録の可能性について、蓄音機を発明したエディソンに問い合わせをする医師の論説が掲載されている。ドイツやオランダでも、心電図の研究と平行して、心音のグラフ化の試みが繰り返し行われた。一九〇七年には、心電図の開発者でもあるオランダのウィレム・アイントホーフェンが、単線検流計を用いて心音図を記録したことで、心音図の精度は飛躍的に高まり、聴診音と心音図の対応関係が明確になったという。ヒルシュフェルダーは、一九一〇年の著作で次のように述べている。「これまでに得られた中で、最も正確で信頼できる情報は、マイクロフォンによる記録で得られたものである。残念ながら、これまでに考案された方法はベッドサイドや病院で日常的に利用するには、煩雑すぎ、研究ための例外的なケースにしか適用できない。しかし、科学的な聴診の未来はこの分野にあることは疑いない」。

確かに、心音図（phonocardiography）という分野は、電気聴診器が発展するもっとも有望な方向性の一つであったようだ。イギリスの心臓医ホルマンは、一九四〇年代にラパポートとス

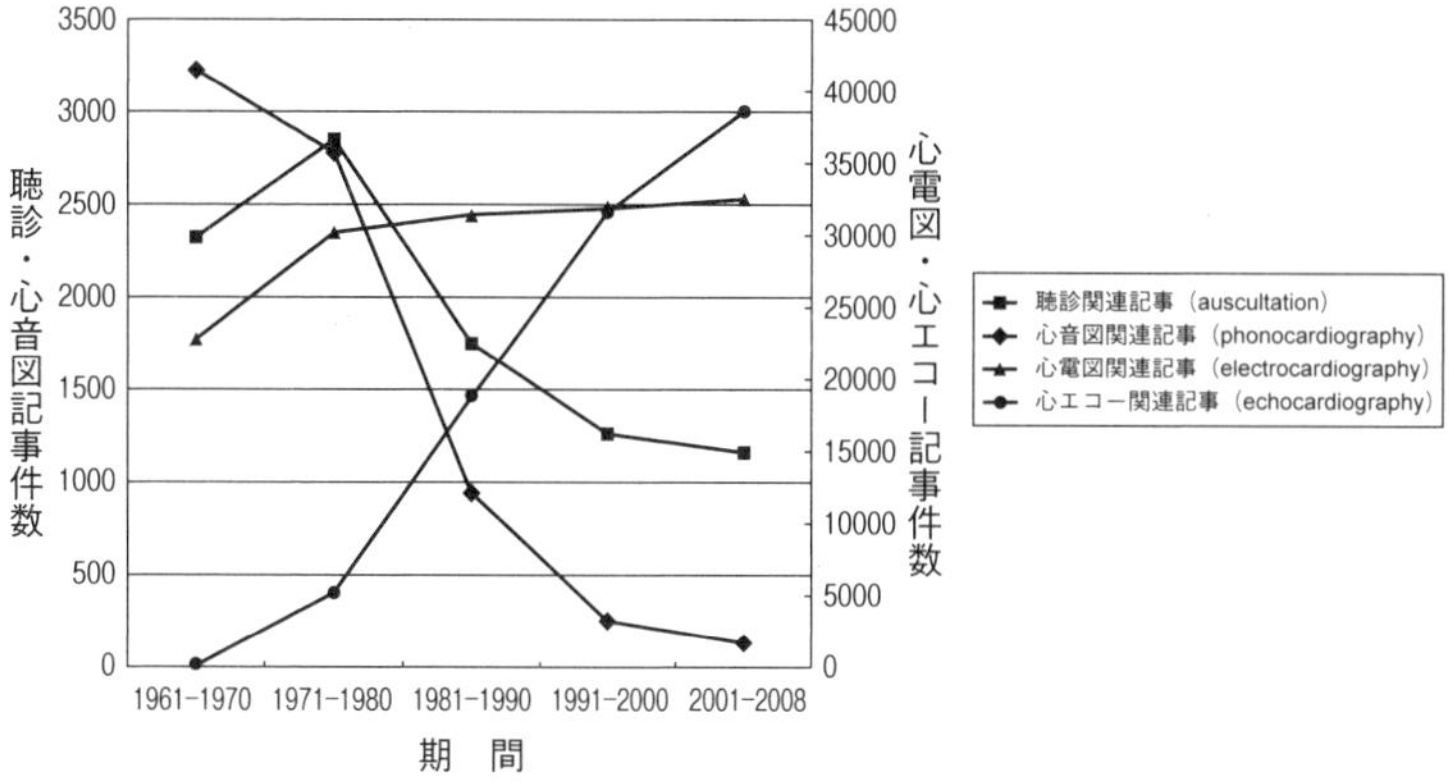

図5-5．聴診・心音図・超音波・心電図関連医学記事件数の推移

それぞれ auscultation、phonocardiography、electrocardiography、echocardiography をキーワードにもつ PubMed 収録記事の件数。PubMed に収録されている記事数は、一九六〇年代から二〇〇〇年代までにほぼ三倍になっている。

プレイグが、有用なフィルタリングシステムをアンプ機構に持ち込むことで、聴診音の物理的生理学的法則が明らかになり、さらに記録方法でも、その周波数帯域や強度も記録が可能となり、心音図は聴診の科学を推進する駆動力となったとする。しかし、エヴァンズが一九四八年に述べているように、心電図とほぼ同時期に生まれた心音図は、心電図のように臨床現場で利用されることはまれで、医学における関心も心電図や超音波に匹敵するような広がりをもつことはなかった。心音図に関係する医学論文の推移を見ると、この技術への医学界の関心の推移が聴診術への関心の推移とほぼ軌を一にしていることがわかる（図5－5）。

心音図が臨床現場に普及しなかった理由は、私にはよくわからない。一九七〇年代くらいまで、つまり超音波装置の本格的な普及までは、心音図研究は一定の地位を占めていたように見える。しかし、臨床現場で用いるには煩雑すぎたのか。心音図で得られた成果が聴診術として普及することによって、結局聴診器を用いる医師の技能の中に吸収されてしまったのか、あるいは、何人かの医師がいうようにその記録に特別な防音室が必要であったということが重大なハードルとなったのか。いずれにしても、それは普及する前に、超音波の登場や、聴診技術そのものの衰退とともに、二〇世紀末には医学論文も、またその装置自体も急速に姿を消していく。米国では、大手の医療保険組織が、心音図の使用に対して保険金を支払わなくなって、機械を地下室にしまいこむ医療機関が増えたようだ。ホルマンは、「心音図に関するモノグラフは、一九一一年から一九六三年までに五冊書かれているが、今日、二〇〇六年の時点で、この方法は、ほとんど廃れ、臨床医たちは彼らの聴診上の発見を検討することへの関心をもはやもっていない」と述べている。心音図装置としての電気聴診器の発展はしたがって、聴診術への関心の高まりとともに上昇し、その衰退とともに下降していったように見える。それは聴診器にとって代わることはなかったが、聴診を科学的に分析し、その技能を支える役割を果たした。

しかし、電気聴診器には、聴診音のグラフ化というアカデミック医学が取り上げた方向以外にも発展の可能性はあった。たとえば、耳の不自由な医師や医学生のために、聴診音をアンプで増幅する、あるいは教育目的で、複数の医師や医学生に同じ音を聞かせるために、マイクとアンプを用いるという試みは二〇世紀には急増する（図5-6）。デービスは、ゴットシャルクのハートフォンなる器具について紹介している。一九一八年のカナダの医学雑誌に掲載された解説を見

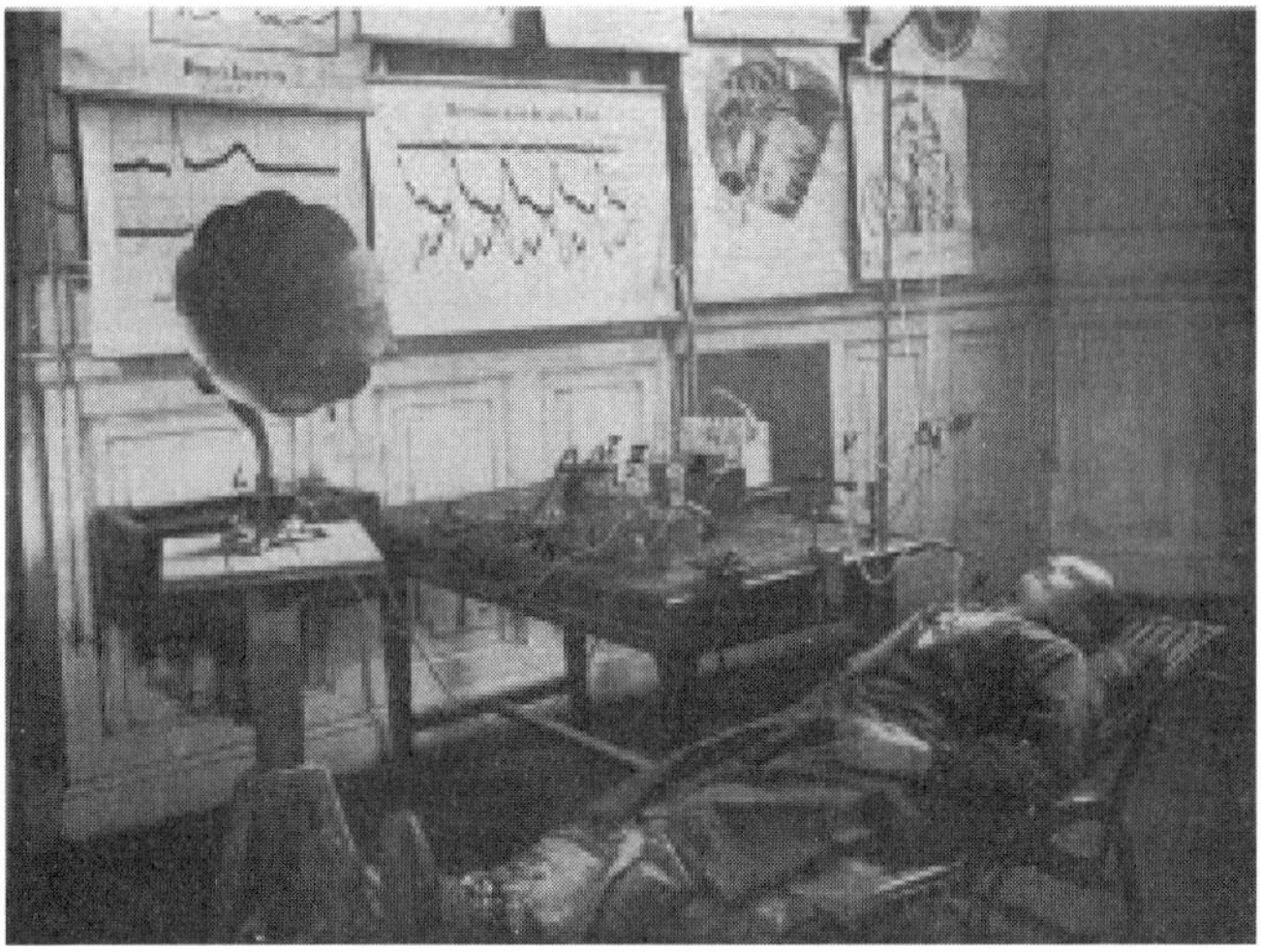

図 5-6. シェミンツキーの論文に掲載された 20 世紀初頭の心音の増幅のための研究装置

（Scheminzky 1927）

ると、この器具は、トランスミッター、受信機、バッテリー、制御コントローラー、それに振動するダイヤフラムからできていて、ポケットに入るくらい小型であるという。これを試験したヘンリーという医師は、「耳の不自由な医師にとってはハートフォンは貴重なものである」とのべ、通常の機械式の聴診器では聞こえない音も聞こえるという。「この器具は、空気伝導器具がなしうるすべてのこととそれ以上のことを、はるかに高い信頼性をもって遂行することができるだろう」と書かれている。

この種の電気聴診器でこの時代もっとも知られたものは、一九二四年にベル研究所で開発され、ウェスタン・エレクトリック社（AT&Tの製造部門）が商品化した「ステトフォン（Stethophone）」という商

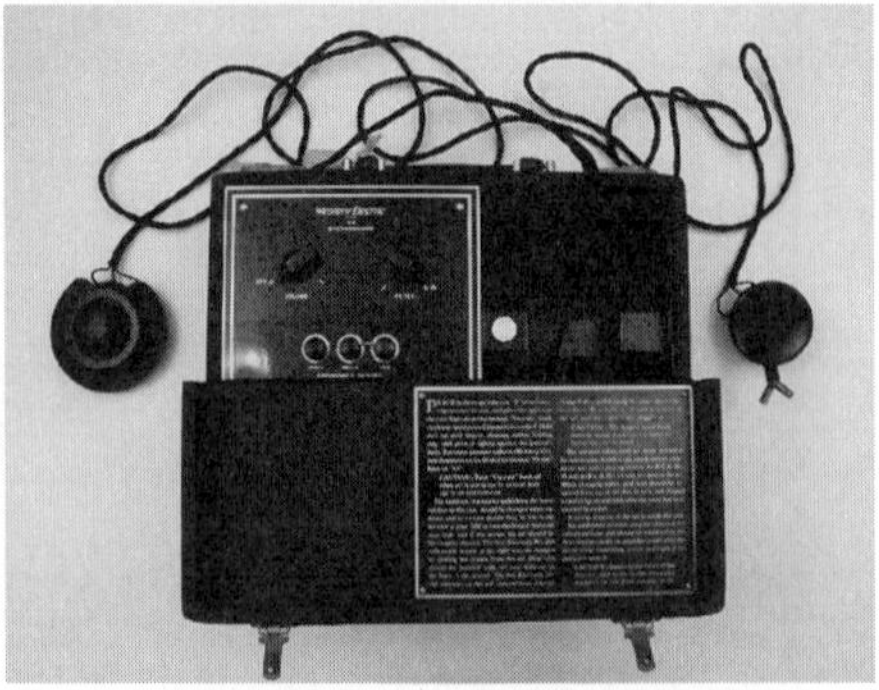

図5-7. ウェスタン・エレクトリック社の3A電気聴診器（1938年ごろ）

ステトフォンの改良製品。左側にボリューム、右側にフィルターのノブがある。右側の「Y」字型の先端に聴診器のチューブをつないで音を聞く。レシーバーは三本接続可能で、複数の人間が同時に聴取できる。（http://www.antiquemed.com/20 thcenturyimg/western_electric.jpg）

品である。ステトフォンは、通常の聴診器に、アンプボックスが組み合わされたもので、聴診された音の増幅、五つのフィルターによる変換、複数の聴診者による聴取が可能な機械である。機械全体は比較的ポータブルで、医師が往診に携えるいわゆるドクターズ・バッグに収まるほどのものである（図5－7）。フレデリックとドッジという研究者が書いたこの機械についての詳細な論文が、一九二四年のベル研究所の研究紀要に掲載されている。この論文を見ると、電気聴診器に関わるイノベーションと、その発展の可能性が、かなり多様なものであることがわかる。

フレデリックらの解説をよむと、ステトフォンは、聴診音のグラフ化や記録にとっても有用とされるが、しかし第一に、それは教育やあるいは実際の診療に用いられることを想定して製作されていることがわかる。室内のノイズを拾わないための様々な工夫や、さまざまな周波数帯域の音をカットするためのパス・フィルターが備えられ、医師が特定の帯域の音に神経を集中できるように作られている。このフィルターは、病院で得られた心雑音や水泡音や呼吸音の一〇〇の慎重なケース分析に基づいているという。こうした分析から彼らは、医師にとって重要な音は、一定の周波数帯域の音にグループ化できるという。これらの帯域のどれかの音が重要であれば、この帯域以外の音を抑制することで、重要な音が強調される。つまり、医師が自分の耳や脳で行っていることを機械が代行するわけである。たとえば、ローパスフィルターは、一三〇サイクル以上の音をカットして、正常な心音や胎児の心音のように、そのほとんどのエネルギーが一〇〇サイクル以下の音を強調する。また、大きく聞こえる通常の心音は、高周波の雑音をかき消す傾向があるので、ハイパスフィルターは、こうした音を弱め、通常の心臓の拍動の間に聞こえる雑音を聞こえやすくする。

しかし同時に、彼らはステトフォンで聞こえる音は通常の聴診器で聞こえる音と同じように聞こえることが望ましいとしている。なぜなら、特に教育で用いられる場合には、聴診器がほとんどどこでも使用されていることを考慮すれば、電気聴診器でも聴診器と同じ音が聞こえなければならないという。フィルターを用いる音の加工は、あくまで、人間の耳が行う作業を代行するだけで、電気聴診器特有の音を作り出すわけではない。

ステトフォンは、聴診音をアンプで増幅して、スピーカーで鳴らすという構造ではなく、アンプに聴診器を接続して、三人までが同時に聴ける構造になっている。開発者は、出力をスピーカーでする可能性は十分に研究したが、しかし、この問題は、聴覚に関する慎重に考慮されるべき根本的問題を含んでいるという。人間の耳はかなりの程度に選択的聴取をすることができる。つまり、われわれはノイズの海の中から選択的に特定の音を聞き出す。このことはあまりにもそれに慣れているために、それに気づくことがないくらいである。しかし、体内で発生する音のように、可聴域の境界に位置するような音を聞く場合には、しばしばノイズが対象の音をかき消すことがあるという。電気聴診器の問題は、アンプによる増幅がこうしたノイズを増幅し、通常の聴診器では聞き取れる音が、アンプを通した場合には聞き取れなくなるということにあると多くの文献が指摘している。この傾向はスピーカーで出力する場合にはいっそう顕著になるようだ。

このステトフォンとほぼ時期を同じくして、東北大学で、マグノスコープという機械が開発されている。この機械については、英文でも報告が出ているが、『医科機械学雑誌』という雑誌に一九三〇年に発表された開発者らの紹介文が、開発の経緯を詳細に説明している。この機械は、小児科医の佐藤彰と工学博士の抜山平一によるもので、東北大学における医工学の初期の発展の代表的な事例としてしばしばとりあげられている。雑誌の記事を見ると、この機械は元来は教育目的で開発されたようだ。小児の患者を、医学生の臨床講義のために供覧することが患者にとって好ましいことではないというのが開発の動機だと書かれている。「外来臨床講義においてすらも、相当に重い患児の例えば胸部の変化を、胸部の変化を了解しておらぬ学生に一人一人丁寧に供覧することは授業の目的には適うが、疾病の経過からいうとこれは考え物であります」とある。また、「同時に多数の学生が一人の胸部を聴診するので、何を聴いておるか、たとえば「ステトスコープ（聴診器）」の互いに擦れ合う音の方がよく聞こえる。または数人が聴診している中に一人が打診するということもよくあったことを記憶しております」とあり、なるほど、多人数の学生に聴診術を教授することがいかに困難であるかがわかる。おそらく、米国で最初にマイクロフォンとアンプを用いて、学生に聴診音を聞かせたというマサチューセッツ総合病院の医師も同様の悩みから考えついたのだろう。心音図研究で著名なウィーンの生理学者シェミンツキーも、聴診音を拡声する研究は、医学生への授業という点からも、また、患者にとっての利点という点からも重要な意味をもつと指摘している。

しかし、単純にマイクロフォンで拾った音をアンプで拡大して、学生に聞かせればよいというわけではないということにすぐに気づく。著者らは次のように述べている。

「けだしこの目的のためには音を拡大さえすればよいように考えられます。ところが「ステトスコープ」で聴く場合にもだいぶ望ましくないあるいは全く不要な雑音が入るのでありますが、熟練によってこの不要な雑音を私どもは「濾過」する、あるいはさらに適当にいえば「濾過」せしめずに他の必要な音だけを聴取する。その「濾過」の装置はどこにあるかといふとこれは神経中枢の方にあるのでありましょう。別に特別な装置を作る必要がありません。しかるに電気的に音を拡大した場合の雑音は、拡大を著しくするほど一般に雑音も拡大せらるるのみならず、不要な雑音が新たに装置の種々の部分より入って参りまして、いかに心理的にこれを除外しようと企ててもとうていこれを「濾過」することができません。一方、真に胸部の聴診上の現象はこれら雑音におおはれ、仮に幸いにこれを聴診し得たとしても非常にDistorsionを受けた音で、普通の「ステトスコープ」で聴いた音とは似もつかぬ音となるのであります」。

彼らは、「大正一三年（一九二四年）にいよいよ具体的な考案をなし初めてから、昨昭和三年初めまで丸五年間の「マグノスコープ」の仕事は、一言にして尽くせば「雑音」をのぞいていったのであるといっても良い」と述べている。ここまでは、ステトフォンの開発論議によく似ている。機械式の聴診器では人間の耳が「熟練によって」「濾過」している音が、電気聴診器で増幅されればなぜ「濾過」されなくなるのか、これは心理学ないし生理学の問題で、私にはよくわからないが、ともあれ、このために、電気聴診器は人間の側の技能や熟練にゆだねられているある部分を、機械がとりこまなければならなくなるのである。これが雑音を除去したり、フィルターを使って特定の音を抑制したりするという機構になる。しかし、無論このことによって、アコースティック聴診器にはない別の可能性も開ける。ステトフォンもマグノスコープも、聴診器ではうまく聞こえない音が聞こえるということを、電気聴診器の診療上のメリットとして主張する。

「できあがった「マグノスコープ」を使用して、いよいよ臨床的診断に試験して見ました。ところがここに意外なことが分かったのであります。――それは普通の「ステトスコープ（聴診器）」では決して聴取する事のできぬところの私どもが微雑音（あるいは微少雑音）と命名したものの聴診現象が「マグノスコープ」で初めて見いだされるということを知ったのであります。すなわちここにおいて「マグノスコープ」は単に大なる「ステトスコープ」でなく、顕微的「ステトスコープ」なる新しい「ステトスコープ」であるということがわかったのでありまして…」。

顕微的「ステトスコープ」としてのマグノスコープは、ステトフォンでもうまく聞こえなかった肺臓音がよく聞こえる特殊な聴診装置として利用され、この装置を利用した呼吸器研究が発展したという。

しかし、マグノスコープもステトフォンも、普及したとはとてもいえない。顕微的「ステトスコープ」は、なぜ通常のステトスコープにとって代わることはなかったのだろうか。最初に電気聴診器の試みが行われた一八七八年以来、無数の電気聴診器が開発され、一般に販売されたが、電気聴診器は、真に実用的なモデルに達するまでには、一〇〇年以上もかかったとブラウフォックスは書いている。一〇〇年以上というのは、ヒューレットパッカード社が「ステトス」という電子聴診器を発売する一九九九年を念頭においているからである。ステトスは、音量調整が可能で、メモリー機能もある。全体は通常の聴診器より少し大きいくらいで、音の増幅は通常のアコースティック聴診器の一四倍まで可能である。確かに、市場レポートなどを見ると、世界的には電子聴診器の売り上げは急拡大しているようで、メーカーの期待は大きい。しかし、ステトスも、ものすごい勢いでアコースティック聴診器を駆逐しているようには見えない。日本における聴診技能の現状について話を聞かせていただいた吉川先生のドアには、いくつもの聴診器がぶら下がっていた。その中に、スタンダードなリットマン聴診器にまざって無造作に電子聴診器「ステトス」がぶらさがっていた。これどうですか、と尋ねたところ、吉川先生はにやりと笑われて「いつもいうんです、大事なのは聴診器と聴診器の間ですってね」と答えられた。電子聴診器が医師の脳の代わりをするわけではないのだ。熟練した医師の脳の代わりになると思って購入した若い医師はさぞがっかりするに違いない。

さて、電気聴診器や電子聴診器はなぜ普及しなかったのか。業界のある分析家は、次のように書いている。

「一九〇五年の電気アンプの発明によって、このテクノロジーが聴診器に応用されることはことの必然だった。しかし、臨床現場での電子聴診器の受容はきわめて緩慢であった。初期のハードルの一つは、初期の電気聴診器が従来の聴診器と似ていずに、ヘッドフォン付きのウォークマンのようだったことだ。自分たちの優れた技術だけに関心があった企業は、医師たちにかれらのステータスのシンボルを放棄するように迫ったのだ。それに特殊な疾患状態に関心をもつ専門家をのぞいては、電子聴診器は医師の間では、ネガティヴなイメージに結びつく。結局、優れた心臓医は、通常の聴診器で心音を聞くことにかけては名人で、電気松葉杖なんかいらないのだ」。

「電子聴診器の最新モデルのメーカーは、ステータスの問題をとりあげた。少なくとも素人的な視点からはである。デジタル信号プロセッシングチップやアンプを、大部分は普通の聴診器に見えるシェルの中に収めることで。この聴診器型モデルは、ディスク型のチェストピースとイヤーピースを軟質のチューブのように見えるもので結んでいる。電子聴診器の新世代は、多くの機能をもち、心拍数の自動表示や、従来の聴診器のベルやダイヤフラムをシミュレートするフィルターモードを備えている。音を保存し後で再生したり、教育や遠隔診断や遠隔医療のために、ＰＣにファイルをダウンロードしたりできる」。

しかし、それでも売り上げは芳しくない。残る問題は価格と医学教育と医師のパブリックイメージだという。電子聴診器でも、その使い方は依然として医学教育の重要な部分である。果たして、医学部の教師たちは電子聴診器を使って教えるだろうか。最新の電子聴診器は簡単に首からぶらさげられるし、素人から見れば普通の聴診器である。しかし、他の医者にとっては、電気松葉杖はすぐにそれとわかる。医学を学ぶのにそんなものを使うのは、マニュアルトランスミッションではなく、オートマチックミッションのレースカーの運転を習うようなものだという。さらに、電子聴診器の音はモデルごとに異なる。これは改良の結果だとはいえ、そのたびに医師は自分の耳をそれにあわせて訓練し直さなければならない。電子聴診器の音にはこれまでのところ、したがうべきスタンダードがないのである。最後に、こうした医師のビヘイビアの抵抗を克服したところで、未来は明るくないという。現代の医師は、データ収集のマネージャーかディレクターになりつつある。しかもそれは、優れたベッドサイドマナーや患者との結びつきを強めるために時間をさくということが、費用に敏感なシステムの中で報われないような経済環境の中である。医師といえば、聴診器よりもメディカルPDAを連想するようになるかもしれない、と。

電気あるいは電子聴診器の可能性の最後のものは、最近とみに注目されている遠隔医療に関連する。元々、電気聴診器は電話の発明に触発されて生じたもので、音を増幅したりグラフ化したりする以前に、音の送信という可能性があった。この方向の試みの著名なものは、一九一〇年の

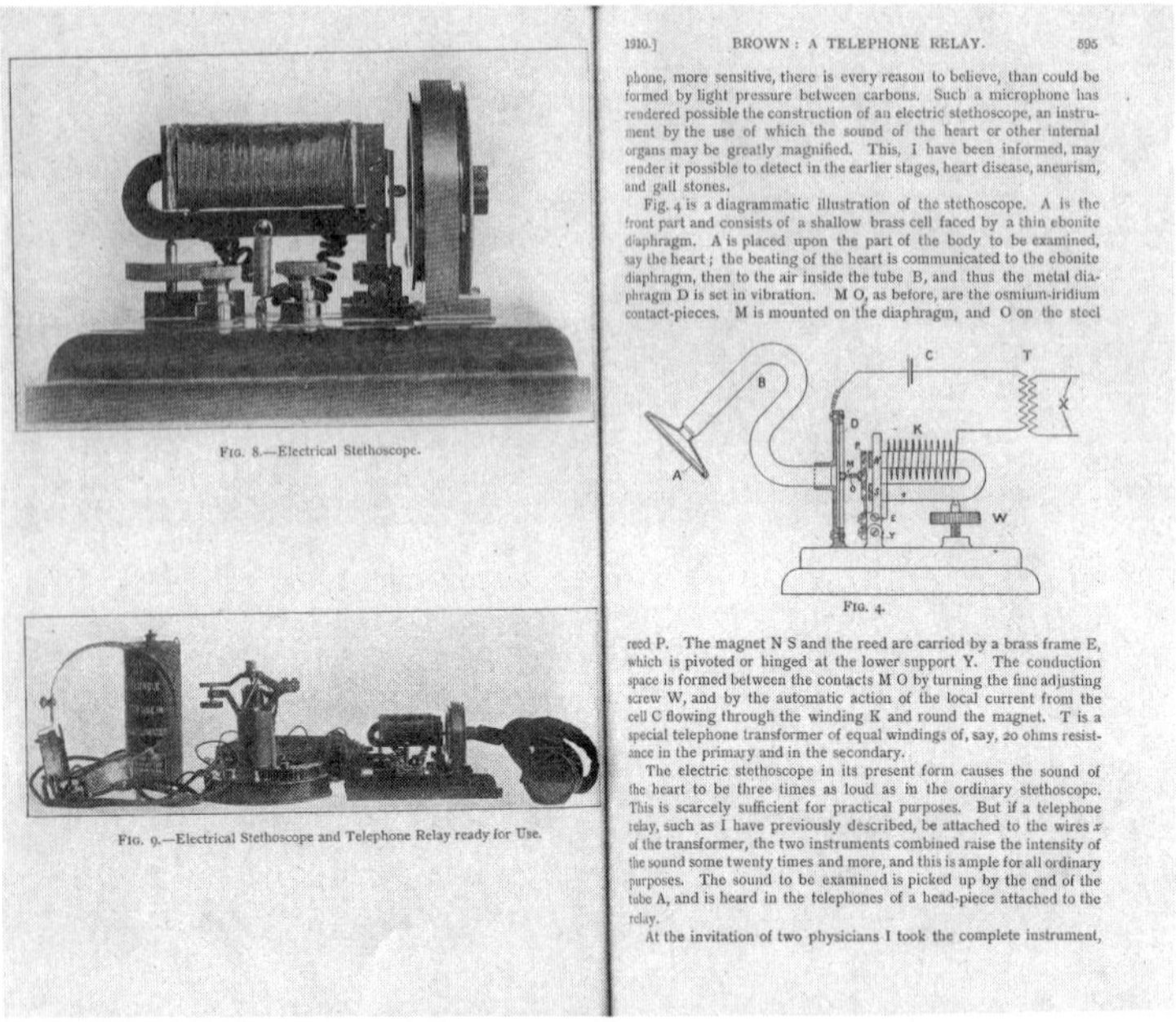

FIG. 8.—Electrical Stethoscope.

FIG. 9.—Electrical Stethoscope and Telephone Relay ready for Use.

1910.] BROWN: A TELEPHONE RELAY. 595

phone, more sensitive, there is every reason to believe, than could be formed by light pressure between carbons. Such a microphone has rendered possible the construction of an electric stethoscope, an instrument by the use of which the sound of the heart or other internal organs may be greatly magnified. This, I have been informed, may render it possible to detect in the earlier stages, heart disease, aneurism, and gall stones.

Fig. 4 is a diagrammatic illustration of the stethoscope. A is the front part and consists of a shallow brass cell faced by a thin ebonite diaphragm. A is placed upon the part of the body to be examined, say the heart; the beating of the heart is communicated to the ebonite diaphragm, then to the air inside the tube B, and thus the metal diaphragm D is set in vibration. M O, as before, are the osmium-iridium contact-pieces. M is mounted on the diaphragm, and O on the steel

FIG. 4.

reed P. The magnet N S and the reed are carried by a brass frame E, which is pivoted or hinged at the lower support Y. The conduction space is formed between the contacts M O by turning the fine adjusting screw W, and by the automatic action of the local current from the cell C flowing through the winding K and round the magnet. T is a special telephone transformer of equal windings of, say, 20 ohms resistance in the primary and in the secondary.

The electric stethoscope in its present form causes the sound of the heart to be three times as loud as in the ordinary stethoscope. This is scarcely sufficient for practical purposes. But if a telephone relay, such as I have previously described, be attached to the wires *x* of the transformer, the two instruments combined raise the intensity of the sound some twenty times and more, and this is ample for all ordinary purposes. The sound to be examined is picked up by the end of the tube A, and is heard in the telephones of a head-piece attached to the relay.

At the invitation of two physicians I took the complete instrument,

図 5–8. ブラウンによる電気聴診器と電話リレー装置

（Brown 1910）

シドニー・ジョージ・ブラウンの実験である。当時、電送による音の減衰と劣化のために、声の送信は二〇マイル程度が限度とされていた。ロンドンの電気技師ブラウンは、中継器と増幅器を電話線の途中に介在させることでこの問題を解決しようとした。彼は、人の声を忠実に変換するために、金属接点式のマイクロフォンを開発し、これを用いて電気聴診器を組み立てた。音を原音に忠実に増幅する装置の格好の素材が聴診音だったわけである。電気聴診器はそれだけでは、心音を三倍程度にしか増幅できない。しかし、電話中継装置と組み合わせれば二〇倍ほどになり、通常の使用に耐えるという。彼は、二人の医師をロンドンの病院に招き、いろいろな患者でこの装置を試した。この装置はいろいろな帯域の音を強調することができ、ある実験では、「肺を通る空気の音が森を吹き抜ける風のうなりのように」よく聞こえたという。彼は、さらに自宅の電話機に装置を接続し、心音を数マイル離れたロンドン各地の医師や自分の友人の自宅の受話器で聞かせた。心音は、そばで聞いているのと同じくらい大きく明瞭に聞こえたという。ブラウンは「この試みは、今や、たとえばロンドンの専門家が、地方の患者を聴診して、正確な診断を下す、というようなことが可能であるということを証明した」と述べている。

一九二一年には、「無線による診断」というタイトルの論文がサイエンティフィック・アメリカンに掲載されている。米軍通信部隊の発明の一つである。記事の冒頭には次のように書かれている。「動悸その他の心臓のトラブルは、患者が医療機関からはるかに離れていても診断できるようになるかもしれない。たとえば、大西洋の真ん中などである。米軍通信部のジョージ・スクワイヤー少将の最新の発明、「有線無線（wired wireless）」を使えばそれが可能になる。」米軍通信部隊研究所が軍医たちに向けて行ったデモンストレーションでは、被験者の胸の上におかれたトランスミッターから送られる電気信号はアンプ装置で増幅されてスピーカーに送られ建物中に心臓の音が鳴り響いたとある。これを無線でとばせば、大西洋上の患者の心音をワシントンの医師が聞いて診断することが可能になるという。

いわゆる遠隔医療の先駆けをなす電気聴診器と電話あるいは無線システムの利用はしかし、な

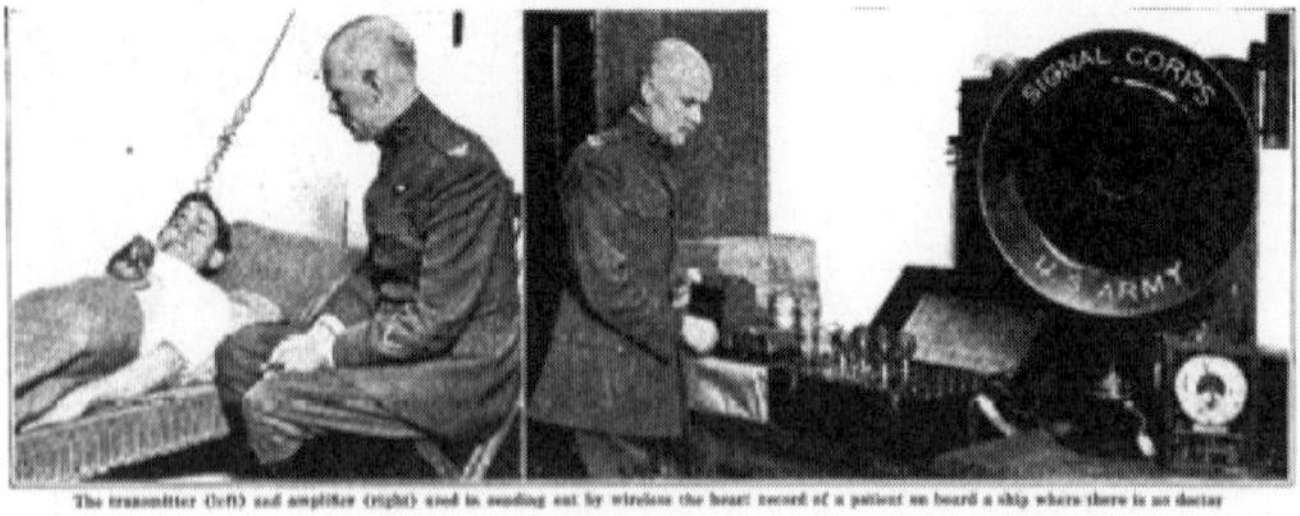

図 5-9. 米軍通信部スクワイヤーの発明した有線無線聴診装置

（Winters 1921）

ぜかその後は戦後まで聞かれなくなる。相当調べても、ほぼ四〇年間ほどの空白は埋まらない。遠隔医療の戦後の本格的な研究は、研究者によれば、ＮＡＳＡの有人宇宙飛行計画プロジェクトに関連して開始されたとされている。これは一九六〇年代である。その後テレビを医療に利用する試みがこれに加わり、米国では、一九六〇年代と七〇年代に政府の資金を得た遠隔医療プロジェクトが複数稼働している。この中に電気聴診器によるいわゆる遠隔聴診の試みがある。しかし遠隔医療そのものが、一般に普及するにはほど遠く、遠隔聴診のシステムも実験的な枠組みを超えて日常的な臨床の中に組み込まれた医療機関はきわめてわずかである。情報技術の医療への浸透が本格化した一九九〇年代以降、再びこうした試みは活発化し、医療情報システム上にあらゆる臨床検査データをのせたいと考える医療情報学者の夢の中で、ひょっとして聴診データも、種々の画像データと並んで、生の音をそのままのせるというようなことが考えられているのかもしれない。

いずれにしても、マイクロフォンを備えた電気あるいは電子聴診器は、音の記録、増幅、送信という三つの方向での発展の可能性のいずれもが、十分な普及には至らなかった。ある意味では、まさしくこのために聴診器はそのシンボルとしての地位を追われなかったのかもしれない。

ヘルメスの杖と聴診器

コルビスという会社が提供する「医療のシンボル」というイメージ集がある。ウェブデザインなどで使用する素材集であるが、四八種類のイメージがあり、CDで販売されている。いずれも写真であるが、手術器具や歯科器具のようなモノだけが写っているもの、医師や患者などの人物が写っているもの、ヘルメスの杖や紙幣のようなそれ自体がすでに何かのシンボルであるようなものなどさまざまあり、これらの四八枚の写真の構成を見ると興味深いものがある。

四八枚のうち、人物が写っているものが二〇枚ある。そのうち、九枚に内科医ないしは診療看護師、四枚に外科医、三枚に科学者、六枚に患者、一枚に薬剤師が写っている。人物が写っていないイメージのうち、錠剤やバイアル瓶や注射器のような薬剤に関わるものが一二枚、体温計、聴診器、歯科器具などの器具が写っているものが一九枚、血液サンプルが写っているものが三枚、ヘルメスの杖（ギリシア神話に由来する医療のシンボルだが、アスクレピオスの棒との混同にもとづくと言われる）や紙幣（高額の医療費を意味する）などシンボル化されたアイテムそのものが写っているものが六枚ある。人物のうち、にこやかにほほえんでいるのはすべて内科医あるいは診療看護師で、しかも女性が多い。外科医は皆手術着を着て手袋をし、その表情も険しいか、あるいはマスクでほとんどわからず、男性ばかりである。科学者は皆顕微鏡をのぞいていて、なぜか皆女性である。患者のうち、二名は白人と黒人の幼児で、三名が白人女性、一名が白人男性である。これらの数字は、もちろん、米国の医療従事者や患者の性別、年齢、職業構成を反映しているものではない。しかし、全く偶然そうなっているというわけでもなく、医療の望ましいイメージを構成するために、どういうフィギュアがよく使われるのかをある程度は反映しているのだろう。

医療費の大半を占める老人医療を表象するものは、ここにはただひとつ、老人の手が杖を握っているイメージがあるだけである。また、現代のハイテク医療器具はひとつも写っていない。内科医のほとんどは首に聴診器をぶら下げている。患者を聴診しているイメージも三枚もある。CTもMRIもPETもなく、超音波装置や心電図やレントゲンすらない。外科器具は、メスやハサミのような古典的なもので、レーザーメスや、手術支援ロボットも、コンピューターシミュレーションも、腹腔鏡もない。血液サンプルはあるが、それを分析するためのハイテク自動分析装置はない。科学者が使う道具も、顕微鏡である。もちろん、巨大な病院のイメージもない。唯一病院を連想させるのは、きれいにしつらえられた空いたベッドの写真（おそらく退院を意味するのだろう）だけである。巨大な病院、高度な医療器具、患者の多くを占める老人、白人男性医師といった、現実の医療のマジョリティーを示すイメージはここにはない。

こうした特徴は、もちろんやや偏ってはいる。たとえば、US News という新聞社が提供している米国のベスト病院の、ガン治療や心臓病治療でトップに評価されている病院のサイトを見てみよう。これらの機関はもちろん最新の医療設備を誇り、ほとんどは大学病院かその系列病院である。最初に出てくるのは、テキサス大学のアンダーソン・がんセンター。トップサイトには、ポロシャツを着たにこやかな初老の男性の写真があり、名前と前立腺ガンという文字が赤線で消されたクレジットが入っている。二番目は、ニューヨークのメモリアル・スローンーケッタリング・がんセンターである。トップページには、いろいろな写真が次々と映し出される。にこやかな男性医師と女性医師、顕微鏡をのぞき込む研究者、手術着を着た男性外科医、薬剤のボトル、ほほえむ家族。三番目は、ボルチモアのジョンス・ホプキンス病院。ここは、珍しくトップページに建物が写っていて、ピペットを使う研究者、CT画像を見せながら説明する医師の写真が交互に映し出される。ビデオもアメリカの病院としては、研究やイノベーションを強調したものである。四番目にくるミネソタのメイヨー・クリニックのサイトには、一番上に礼服を着た笑顔の黒人が写っている。背景にはステンドグラスがあり、教会を連想させる。患者のニーズが第一、これがメイヨー・クリニックの最優先価値です、と書かれている。ボストンのマサチューセッツ総合病院は、ジョンス・ホプキンスとやや似ている。トップページには、レントゲンから臓器移植、さらに遺伝子工学にいたる医療の流れが、昨日、今日、明日という言葉でいろどられて示されている。男性と女性の医師はいずれも聴診器をしていない。同じボストンのブリガム婦人病院の方は、医師は皆聴診器をぶら下げている。ハイテク機器は画面の端に写っているが、医師は患者と話をしている。

病院サイトには、ジョンス・ホプキンスやマサチューセッツ総合病院のように、医療のイノベーションや研究を前面に押し出したイメージもある。聴診器をぶら下げていない医師も登場する。種々の医療情報機器の画像も少ないが目にすることはある。つまり、現代のハイテク医療がイメージを彩る場合もあるのである。しかし、いくつも見れば、そうした傾向が決してマジョリティーではないことがわかる。多くの病院サイトの医師は、やはり聴診器をぶら下げており、また、おそらくその実数以上に女性医師や女性診療看護師のイメージが多い。臨床医よりも科学者が前面に出ている病院はまれであり、聴診器だけが写っている写真も頻繁に使われている。全米のトップクラスの教育研究病院でこうである。

医療の高度化、イノベーション、最先端科学、サタヴァがバイオ・インテリジェンスと呼ぶような、ＳＦめいた医療のイメージは、少なくとも医療機関の表向きの看板としてはマイノリティーである。そうしたイメージには、どこかしら、患者が忘却されているという印象が伴うのか、意図的に回避されているように見える。これが、医療における市場化という米国で急速に進行した事態からかなりの影響を受けていることを割り引いても、医療に求められる社会的ニーズと、バイオ・インテリジェンス医療の間には、一定の落差があるということは強調されてもよい。

　こうした落差は、医師のシンボルとなっている聴診器についてもいえる。インターネットで見つけた二〇〇六年のロスアンジェルスタイムズの記事にはこんな記述がある。「聴診器は医療プロフェッションのアイコンであるかもしれない。しかし、多くのベテラン医師たちは、今や聴診器は、一つの職業的道具としては、医師であることを示すだけの無用の小道具になりつつあるのではないかと怖れている」。今や、心臓の音楽の正常異常を聞き分けることのできる医師は、若い医師では二割、一般の医師でも四割しかいない、と書かれている。日本でも、事情はよく似ている。吉川氏は、聴診が正確に出来る医師は、今や一、二割と危惧している。われわれ患者には、これは意外である。だって、皆首にぶら下げているではないか。ハイテクが売り物の病院のウェブサイトでも、お医者さんはやはり聴診器をもったり、ぶら下げたりしている。それが、医師であることを示すための、小道具だとしたら…。しかし、あえていうなら、小道具として通用するところに意味があるように思う。アスクレピオスの棒や、ヘルメスの杖は、今や、その医療との関連は闇の中である。ヘルメスの杖などは、そもそも、アスクレピオスの棒と間違って医療と関連づけられたなどと書かれている。しかし、聴診器はヘルメスの杖ではない。聴診器が医師のシンボルになる過程は、聴診器という器具と聴診という技能が、医師と患者の社会関係の中に適応してきた歴史が関係している。いわば、器具の社会化のプロセスが、聴診器というシンボルの中に凝集している。

聴診器が、一体いつ頃から医師のシンボルとなったのか、これについては、探し回ってみたが、これといった研究も資料もみいだすことはできなかった。また、聴診器がシンボルとして通用する程度についても、国や文化によってどの程度異なるのか、どこの国でもっとも強いシンボルとして通用するのか、こうしたことも、非常に興味深いが、残念ながら研究がない。医師と聴診器の連想は、もちろん、医師が首からぶら下げているという、隣接性にもとづくものだろうから、メトニミー（換喩(かんゆ)、よく一緒に登場することにもとづく代用）の一種と考えるべきだろう。メトニミーからすると、やはり首からぶら下げるバイノーラル（両耳型）タイプのフレキシブル聴診器の登場以降だろうか。

しかし、単に医師の身体に付随した道具というだけでなく、聴診器という道具に関連する医師の技能や、それに医師という職業的アイデンティティを見いだす習慣や、医師と患者の関係なども、影響しているように思われる。アトキンソンという医療社会学者は、一九七〇年代に医学部生の研修の様子を調査した際に、学生たちが、聴診器をわざとポケットの端からはみ出させたりして、それを誇示したりする様子を描いて、聴診器がもつ演出的価値に注目している。こうした演出的価値は、医師の任務の「バッジ」と表現されているが、アトキンソンは、同時に、この「バッジ」が、この道具を使いこなし、一人前の医療活動を行いたいという学生たちの強い欲求と関連していることも指摘している。つまり聴診器は、医師の地位のシンボルであると同時に、医師の技能のシンボルでもある。もっとも、これは一九七〇年代の米国の話であり、日本もまたおそらく同時代にはそうであったのだろう。聴診技能が生きている世代は一九五〇年代生まれくらいが分水嶺（ぶんすいれい）になるのではないかと、これは複数の医師から聞いた。つまり、一九七〇年代に教育を受けた世代である。

3章で述べたように、今や多くの医師が、医師の側の診察技能の低下について深刻な危惧の念をいだいている。聴診技能はまっさきに取り上げられる話題である。この中では、医学的な問題だけでなく、患者との関係や、医師の社会的イメージにかんする問題も頻出する。エドワード・ショーターはその著書『ベッドサイドマナー』の中で、モダン・ドクターとポスト・モダン・ドクターの違いを記述し、モダン・ドクターが歴史上のある期間享受した社会的信用や患者との信頼関係が、ポスト・モダン時代には、高度な診断治療技術と引き替えに失われていったとしているが、聴診器が失われた医療のシンボルとならないようにすることは、医師にとってだけでなく、患者にとっても意味がある。

6

怪物のスープ

――顕微鏡の社会的イメージ

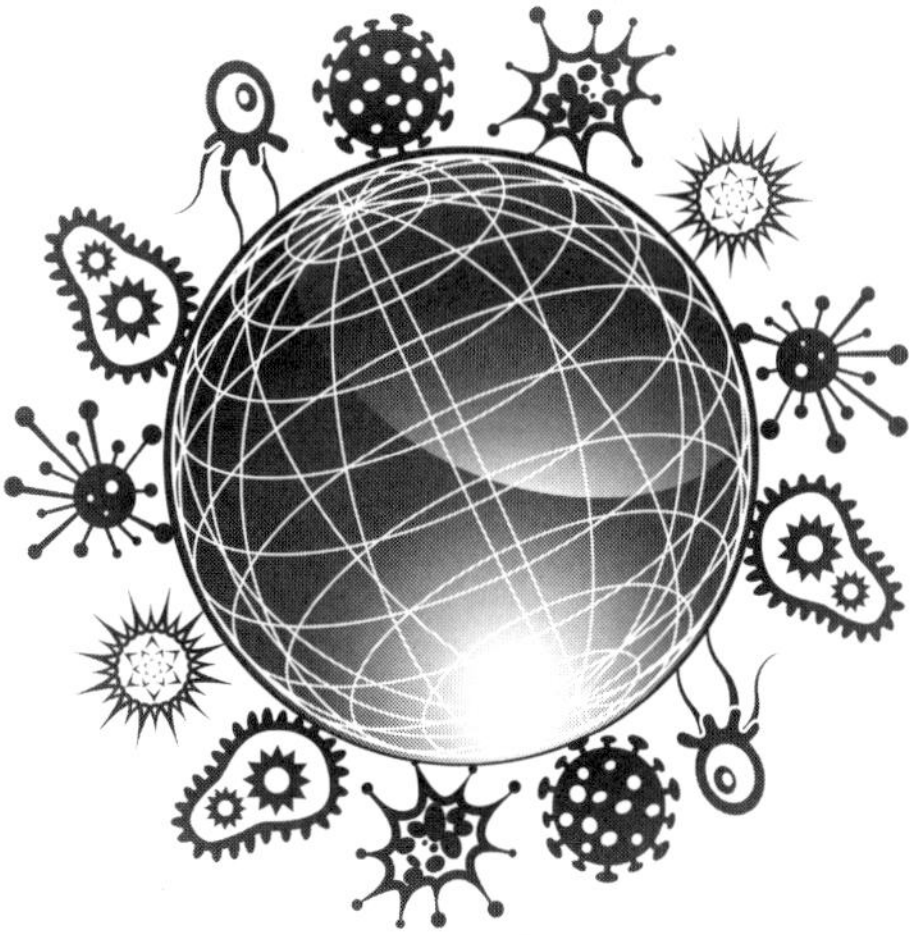

パンデミックを警告するデザイン。顕微鏡とミクロな怪物のイメージが生きている。

(iStockphoto File #9244323, Pandemic Alert, http://www.istockphoto.com/)

もう一つのシンボル

コルビス社の「医療のシンボル」を見るまでもなく、聴診器と並んで医療のシンボリックな素材として登場するのは顕微鏡である。しかし、聴診器はその発明や改良の歴史の大半が医療と関係している（補聴器や金庫破りや配管工や機械工が関連しているにしても）が、顕微鏡はそうではない。少なくとも、顕微鏡が大学医学の中に取り込まれたのはその発明から二〇〇年以上たった一九世紀の話である。それに、聴診器が科学的医学の興隆と関係しているとはいえ、依然として臨床現場と深く結びついていたのに対して、顕微鏡は患者に接触することはまずない。それは、ラボラトリー医学と呼ばれる特殊な環境を形成し、病理医や研究医といった「見えない」医師たちを生み出した。聴診器が患者と医師の社会関係の強い影響を受け、同時にそうした関係に重大な変更を加えていったのに対して、顕微鏡はおそらく少なくとも直接にはそうした影響を受けず、またそうした関係に影響を及ぼすこともなかったように見える。しかし、顕微鏡が特定の集団によって受容されたり拒絶されたりする背景には、やはりさまざまな社会関係や歴史的事情があるし、その影響は、間接的に患者と医師の関係にまで及んでいる。現代の医療は、医師と患者が対面する診察室や病室の外側に膨大な研究と産業のネットワークを形成している。医薬産業や医療機器や診断装置や種々の臨床試験などの存在が、医師と患者の関係と無関係であることはできない。確かに最近まで、患者と医師という閉ざされた関係を取り囲むこうした巨大な網の目があたかも存在しないかのように、両者は振る舞うことがありえた。医師は黙って診断や治療方針を決定し、患者は、医師の処方する薬を黙って服薬していたかもしれない。しかし、新聞を広げれば、「世の中にはこんな薬があります、興味のある方はあなたのお医者さんにお尋ねください」という全面広告が目に入る時代である。あるいは、「当院は最新のＰＥＴを導入しました。詳しくはドクターにお尋ねください」といったポスターが病院の待合室に飾られる時代である。患者はいやでも、医療は医師だけがやっている活動ではない、あるいは少なくとも診察室で患者を診る人だけが医療者ではないということを認識せざるをえない。米国の社会学者がこの事に気づいて、医師という職業が、臨床医という単一のイメージで理解されるのは正確ではないといい始めたのは、一九六〇年代のことだが、今では、むしろかつての臨床医のイメージの方がなつかしいくらいである。

顕微鏡はまた、聴診器とは異なり、その目的が不明なままに存続し続けた器具で、その社会的居場所を見つけ出すまで長い時間が経過している。その発明から、実験室医学のシンボルになるまでにたどった社会的運命は、器具と社会の関係を考える上でもたいへんに興味深い問題を含んでいる。ここでは、顕微鏡の発明から、医学と関係する一九世紀にいたるまでの道のりを考えよう。

顕微鏡と望遠鏡

顕微鏡の発明についてはは諸説あり、この時代の専門家ではない私にはどれが真実か判断しようがない。一般には、一六世紀末にオランダの眼鏡職人が望遠鏡と顕微鏡を発明したとされ、年代でいうと、大体一五九〇年から一六〇八年の間と推測されている。眼鏡職人の名前は、ハンス・ヤンセン、その息子のザッハリアス・ヤンセン、それにハンス・リッパーシィという。これは一九世紀前半に行われた文書調査に基づくというから、あまりあてにはならないかもしれない。しかし、二〇世紀初頭にも同じ文書の調査が行われて結果はあまり変わらなかった。ちなみに、望遠鏡と顕微鏡は、印刷革命の産物だという説もある。なぜかといえば、印刷機の発明によって、安価な印刷物が社会に大量に出回るようになり、目を悪くする人が続出する（暗い室内で行う孤独な黙読が習慣化すれば当然そうなる）、すると眼鏡工房が発達する、職人の技術が高度化し、そこから望遠鏡や顕微鏡が生まれたというのである。

別の説は、ガリレオが望遠鏡を顕微鏡につくり替えたという、彼の弟子によって書かれた話を重視する。というのは、オランダの眼鏡職人とはちがって、ガリレオは望遠鏡を改造した顕微鏡で、微少な動物の運動器官や感覚器官を観察したという記述があり、学者としてのガリレオの名声もあり、学術研究に顕微鏡を導入した最初の人物と見なされるからである。これが、一六一一年の話である。ガリレオはその後顕微鏡について語らなくなるが、彼の顕微鏡を譲り受けた友人、フェデリーゴ・チェシとフランチェスコ・ステルーティは、顕微鏡を用いた図版を含む書物『アピアリウム』を出版し、これが顕微鏡を用いたもっとも初期の研究とされている。チェシはガリレオとともに「山猫アカデミー」という科学者集団をつくり、マイクロスコープという命名は、このアカデミーのメンバーから出ている。

周知のように、望遠鏡は発明からほとんど時を経ずして、天文学上重大な発見にかかわる。望遠鏡を用いたガリレオの天体観察の記録書である『星界の使者』（一六一〇）は、天文学のみならず学術界全体に衝撃を引き起こしたとされるが、『アピアリウム』には何の反響も呼ばなかったようだ。それどころか、その後四〇年間、顕微鏡は、ほとんど注目されることもなく、時代は経過する。一七世紀オランダにおける顕微鏡の歴史を描いたリュストウは、望遠鏡と顕微鏡という、双子の光学発明品の対照的な運命について述べている。出自も同じで、技術的にも類似している二つの器具は、誕生後まもなく、まったく異なった運命を歩むようになる。望遠鏡は、天文学の伝統的なコスモスを解体し、科学革命の花形になる。顕微鏡は、ガリレオもその仲間も速やかに放棄し、それを通して眺められた光景の意味を人々が理解するのに二〇〇年を要した。リュストウは、こうした対照的な運命の相違の原因の一つとして、顕微鏡的視覚の特異な性質をあげている。望遠鏡は肉眼で見る光景とそれほどかけはなれた視覚を提供するわけではない。月の表面がつるつるではなく、でこぼこしているにしても、それは、みたこともない光景というわけではない。しかし、顕微鏡がもたらす光景はどれも肉眼では見たこともない光景で、よくいえば幻想的、悪くいえば奇怪な光景であった。この相違が、アカデミックな世界における器具の信頼感に深く影響したという。

王立協会と『ミクログラフィア』

一七世紀に顕微鏡を用いて、科学研究を行った学者はなぜかすべてロンドンの王立協会（Royal Society、天文学や博物学などを行っていたロンドンの自然哲学者たちの非公式の集まりが国王の庇護を受け組織化されたもの）と結びついている。逆にいえば、王立協会以外のつながりをもたない孤立した顕微鏡学者たちだけが、この器具を信頼して研究活動を続けていたといえる。王立協会は、顕微鏡がもたらす奇怪な視覚を巧妙に利用して、これを科学の看板に仕立てたといわれている。この仕掛け人は、ロバート・フックという協会に雇われた学芸員である。王立協会は、自然科学研究を社会的に促進するためのパブリックな団体で、現代の学会とは異なり、研究をする学者と、それを見物する聴衆やパトロンから成り立っている。パリのアカデミーと比較して、ほとんどが愛好家と呼ばれるアマチュアのメンバーで構成され、人数が非常に多いという特徴があるという。また、科学研究を学者という閉じた集団の中で行うのではなく、公開の実験や講演を通じて、公衆にアピールしながら展開するという点でも、実験器具を制作する職人をその中に含んでいるという点でも、特異な組織であった。特に、公開実験という手法は、科学が社会的な信頼を獲得する重要なプロセスとして、近年歴史家に注目されている。

王立協会の社会的性格については、すでに一九三〇年代から、ドロシー・スティムソンやロバート・K・マートンの研究がある。彼らは、王立協会が推進する新しい科学とピューリタニズムの価値観の間に密接な結びつきを指摘しようとしたが、後の論者は、王立協会のメンバーは王党派、国教会派、大学教育を受けたジェントルマンによって占められているとして、マートンらの主張に否定的な見解を示している。実際、協会は、チャールズ二世の王政復古と非常に深いつながりがあり、マイケル・ハンターによれば、その活動も宮廷周辺に著しいウェイトを置いていた。さらに、協会のメンバーが必ずしも科学者ばかりではなく、また積極的に活動するメンバーばかりではないということ、その入会の条件には居住地や個人的関係や社会的身分が強く影響しているということも指摘されている。つまり、協会のメンバー構成は、新しい科学を推進する社会層を代表しているわけではなく、むしろ、新しい科学のロンドンにおける聴衆層を代表しているというのである。王立協会にとっては、しかし、こうした科学者でもなく、積極的に活動するわけでもない、いわゆる「オーディエンス」の存在はきわめて重要であった。彼らは「新哲学」を社会に広めるための「証人」であり、また協会が活動する資金を提供するパトロンでもあった。

王立協会は、実験哲学の研究を実際に推進する組織であると同時に、「新哲学」を社会に宣伝する機関でもあった。その例会に参加する十分多くの魅力的な聴衆を獲得するための戦略は、協会の重要な政策をなしていたといわれる。歴史家のハンターは、協会は公演芸術のように科学を視覚化していったと述べている。ロバート・フックのように、こうしたデモンストレーションを演出するための職員は、協会にとって重要な役割を果たしていたのである。

王立協会はまた、実験器具の製作にもかかわっており、レンズ職人なども組み込まれていた。フックも『ミクログラフィア』の中で、レンズ職人リチャード・リーヴの名をあげている。もちろん、ボイルのような「哲学者」たち（アカデミシャン）は、重要な地位を占めているが、協会の活動全体は、こうした異質な職種や階層の人間の共同作業として動いていた。

顕微鏡を用いた一七世紀の代表的な研究書であるフックの『ミクログラフィア』は、王立協会のこうした戦略と関連づけられて理解されている。つまり、『ミクログラフィア』は、王立協会の集団イメージ形成戦略の一環として行われたプロジェクトの産物なのである。『ミクログラフィア』の企画は、元来はフックのものではなく、協会の創始者の一人であり、天文学者で幾何学者、後には建築家として名声を馳せるクリストファー・レンがチャールズ二世に献呈するために準備していた顕微鏡図版の企画を継承したものである。フックは一六六一年八月にロバート・モレイからレンの企画を継承するように依頼を受け、一六六三年の春から協会の例会で報告を行うようになる。例会では一度に一枚か二枚の顕微鏡を用いた図版が紹介され、それについてフックが解説を行った。顕微鏡が報告の例会に持ち込まれたのは一度だけである。協会は、フックに、

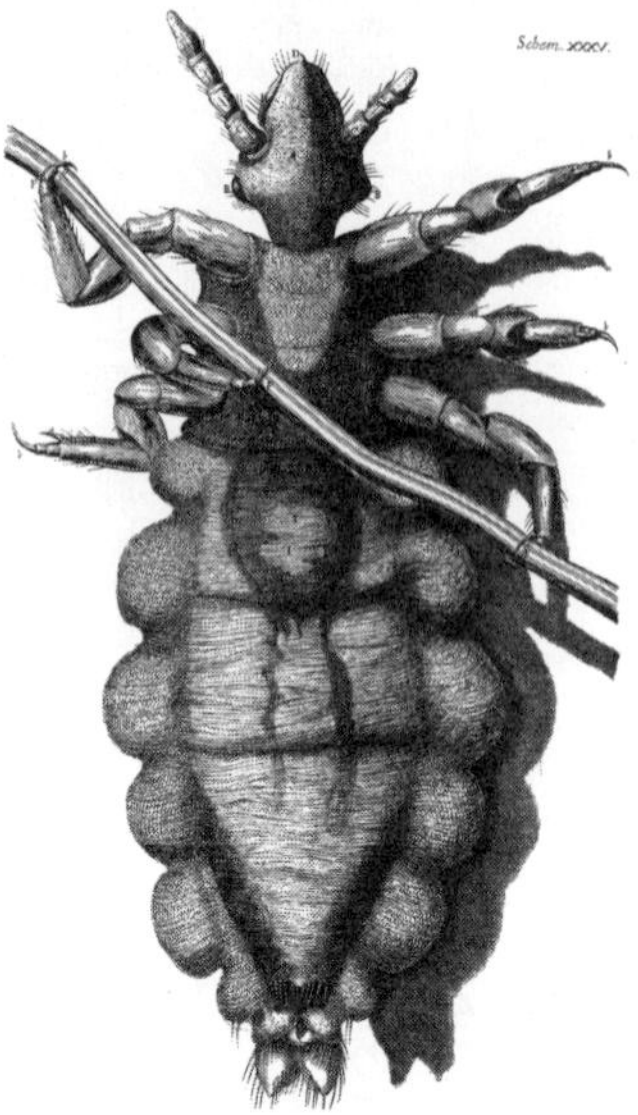

図6–1.『ミクログラフィア』図35

シラミ（イメージはプロジェクト・グーテンベルクから借用 http://www.gut enberg.org/etext/15491）

一度の報告に最低一枚の観察結果を持ってくるように求めている。一六六三年三月二五日から翌年の三月二三日までの間にフックは四〇の観察記録を報告した（『ミクログラフィア』に実際に掲載されているのは三八枚であるが）。歴史家のハーウッドは、例会での報告の経験はフックに「どうやってさまざまな関心と知識と態度をもった聴衆の注目を集めるか」を教えたと指摘している。実際、報告での会員とのやりとりには、フックに観察対象を指定したり、描写の仕方に注文を付けたりということがあったようである。協会に雇われているフックは、こうした会員の要求を無視することはできなかった。したがって、聴衆とのやりとりが『ミクログラフィア』の内容に影響していると考えることも困難ではない。

ハーウッドは初期の王立協会が二つの活動を同時に展開していったと主張している。科学的な活動とレトリカルな活動、つまり、「新哲学」を「実行すること」とそれについて「書くこと」である。フックの観察が進行するにつれて協会の評議会は、その図版の印刷が「協会の公的イメージを確立し、強化し、保護することをますます強く意識するようになった」。

さて、フックと同じ頃、ヘンリー・パワーという哲学者が、やはり顕微鏡を用いた報告を行い、その著書『実験哲学』の中で紹介している。しかし、パワーの著作は、大きな影響力をもつことはなかった。その原因の一つは、図版の貧弱さといわれる。彼が掲載した図版はわずか三枚でかなり粗雑なものだった。『ミクログラフィア』は、三八枚の精巧な図版に詳細な説明が付されている。同時代の評者によれば、その目的は、新しい「実験的で機械的な知識が、議論と論説の哲学に対してどんな優越性をもっているか」を示すことであったという。つまり、図版は、顕微鏡という器具が言語で表現されたいかなる議論にも優越することを印象づけるレトリカルな道具である。

いずれにしても、王立協会は、一七世紀における顕微鏡研究の中心的組織になった。王立協会の周到な戦略は、論説や議論で埋め尽くされた哲学に対しては精巧なイメージをもって、新奇で奇怪なものを好むポピュラーサイエンスに対してはその詳細な説明文をもって対抗し、顕微鏡研究をジェントルマンが信頼するに足るまじめな研究として社会化した。

マイクロスコピストたち

一七世紀後半には、王立協会と関係をもちながら孤独な研究を続けたマイクロスコピストと呼ばれる人たちがいる。彼らの多くは、イタリアやオランダに住む医師や役人などで、活動していた地域では完全に孤立していた。王立協会が彼らの観察や論文を取り上げ支援しなければ、物好きな好事家としか思われなかっただろう。

フックとほぼ同時代のイタリアの代表的な顕微鏡学者マルチェロ・マルピーギは、一六五七年頃彼が医学部教授をしていたピサ大学で顕微鏡を用いた研究を始めたといわれている。一六六一年、彼は、動脈と静脈をつなぐ毛細血管のネットワークを顕微鏡で確認したという報告書を発表している。ハーヴェィの血液循環説を顕微鏡を用いて実証したとされるこの報告書は、ボローニャ大学医学部の中に激しい批判を巻き起こした。友人の忠告に従って、マルピーギはシシリアのメッシーナ大学へ移り、一六六六年に血液中の赤血球を発見、血液の赤い色の原因をこの組織の存在に帰した。ここでも彼の議論は同僚の間に激しい批判を引き起こした。マルピーギの仕事は王立協会の注意を引き、一六六八年以後、その研究は王立協会の学会誌『フィロソフィカル・トランザクションズ』に掲載されることになった。マルピーギに関する包括的な研究をまとめたアーデルマンは、もし、王立協会の会長オルデンバークやその他の書記たちからの刺激がなければ、一六六六年以後のマルピーギの生産的活動は、どうなっていたかはわからないと述べている。顕微鏡を用いた研究に対する医学部の不信はそれほど大きかった。

一六六五年に行われたメッシーナでの恒例の公開論争は、マルピーギらの新しい医学（解剖と顕微鏡を重要な技術とし、文献学的な知識を批判する潮流）に対する保守的な医学部教授たちの攻撃の場面として設定され、その中で、顕微鏡に対する医学部教授の強い不信感が改めて表明されたという。

ケルクリングという医師は、一六七〇年に出版された書の中で、顕微鏡のイメージがもつ色と形が対象の持っているそれとは異なっていることを強調し、医師が安易に顕微鏡を用いることを戒めている。もっとも、彼自身はスピノザが製作した顕微鏡をもっていて、その光景に驚嘆している。無限に大きいものと無限に小さいものを作り出した神のすばらしい作品について彼は瞑想するのだが、やがて彼は瞑想に耽る自らを戒めながら現実の医師の義務へと立ち返る。顕微鏡を眺めることには、現実の世界から退いて幻想的な世界に逃避するというイメージがつきまとい、このイメージが、臨床経験を重視する医学で受け入れられない重要な要素となっていた。

オランダのデルフトに住む市の収入役レーウェンフックは、科学史家フォードによれば『ミクログラフィア』の強い影響で一六六〇年代の後半に顕微鏡研究を開始した。レーウェンフックは、フックや王立協会の他のメンバーがリーヴやコックといった優れたレンズ技師を利用したのとは異なり、自ら単式の顕微鏡を製作した。その精度は極めて高く、ユトレヒト大学に残されている

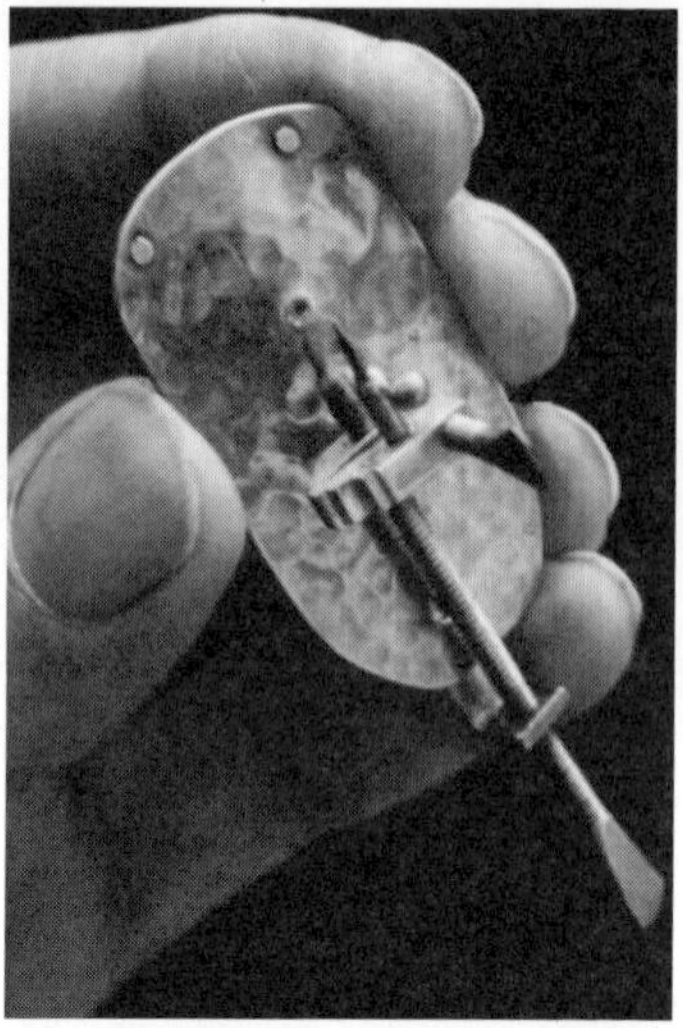

図 6–2. アラン・シンが作成したレーウェンフックのシングル・レンズ顕微鏡のレプリカ

観察対象は先端がとがったシャフトの先に固定して、プレートにはめ込まれた微少なレンズを通して眺める。Courtesy of Alan Shinn. (www.mindspring.com/˜alshinn/)

彼の手になる顕微鏡は二七〇倍の倍率で解像度は一・五ミクロメータ以下であることが知られている。フックの顕微鏡が二〇倍から五〇倍といわれているので、レーウェンフックの単式顕微鏡の性能は一七世紀においては飛び抜けて高いことがわかる。もっとも、レーウェンフックは顕微鏡の製作方法については終始沈黙を守り続けたため、その技術が同時代に普及することはなかった。

一六七三年、レーウェンフックの名前は王立協会に知られるようになり、以後マルピーギ同様、彼の仕事はもっぱら王立協会を通じて知られるようになった。レーウェンフックは大学で医学を学んだ訳でもなく、まったくのアマチュア研究家であった。リュストウはその著書『オランダ共和国における顕微鏡』の中で、一七世紀のオランダの二人の顕微鏡学者、レーウェンフックとスワンメルダムの活動が、王立協会を唯一の接点とした孤独なものであることを強調している。オランダ絵画の研究者スヴェトラーナ・アルパースは、オランダ絵画に及ぼした顕微鏡の影響を強調しているが、リュストウは、顕微鏡研究が一七世紀オランダ文化の中でいかに孤立した現象であったかを強調している。オランダの細密画の伝統も、デカルト哲学も、長老派の教会も、医学部の解剖学者も、結局顕微鏡を受け入れることはなかった。

アムステルダムの医師スワンメルダムもまた、ロンドン以外に居住しながら、王立協会とのつながりが重要な意味をもった顕微鏡学者の一人であった。スワンメルダムの父はカルヴィニストの化学者であったが、彼は早くから昆虫（顕微鏡の古典的対象！）に関心を抱いていた。一六六一年にライデン大学の医学部に入った彼は、犬や蛙の生体解剖による呼吸の研究に没頭した。リュストウはマルピーギによる蚕の顕微解剖に刺激を受けて、顕微解剖学を始めたといわれる。蚕は、一五世紀にイタリアで、その後フランスで絹の生産が始まって以来、知識人の関心を引く昆虫の一つであった。フックの顕微鏡観察にも、蚕の繭が含まれている。一九世紀にはパスツールが、蚕の病気を防止する研究を行って成果を上げている。

顕微解剖学はしかし、結局オランダでも大学医学部に根付くことはなかった。一八世紀にはマイクロスコピストたちはほとんどその姿を消し、アカデミズムや医学部に顕微鏡が一定の居場所を獲得するのは、一八世紀後半までまたねばならない。

怪物のスープ

ウィリアム・ヒースの「怪物のスープ」という絵がある（図6－3）。テムズ川の水を顕微鏡で眺めた婦人が驚愕のあまり手にもっている紅茶を落としている絵であるが、この絵は、細菌学が興隆する半世紀前のもので、顕微鏡がもたらすイメージの社会的文脈からいえば、一八世紀のそれに近い。おどろおどろしく、奇怪で山師めいた世界は、ながらく顕微鏡にまとわりついていた。医学が顕微鏡を受け入れるためには、こうした文脈から切り離される必要があった。

さて、一七世紀後半から一八世紀後半までの顕微鏡研究の空白期間については、いろいろな説がある。ごく一般的な説明は、初期の顕微鏡が抱える技術的困難を原因としてあげている。初期の複合顕微鏡は、色収差と球面収差という対象のイメージを歪める二つの問題を抱えていた。球面収差はレンズの周辺部を通る光と中心部を通る光の屈折率が異なることによって、色収差は異なる波長の光がレンズを通る屈折率が異なることによって生じる。これによって、顕微鏡のイメージは周辺部がぼんやりとしていて、様々な光に縁取られたものとなる。とりわけ色収差は、顕微鏡で見られた対象が、肉眼で見る対象の色と異なっているという繰り返し指摘される問題を生じた。この問題はレンズの数が増えるほど増幅され、複合顕微鏡では深刻な問題となった。球面

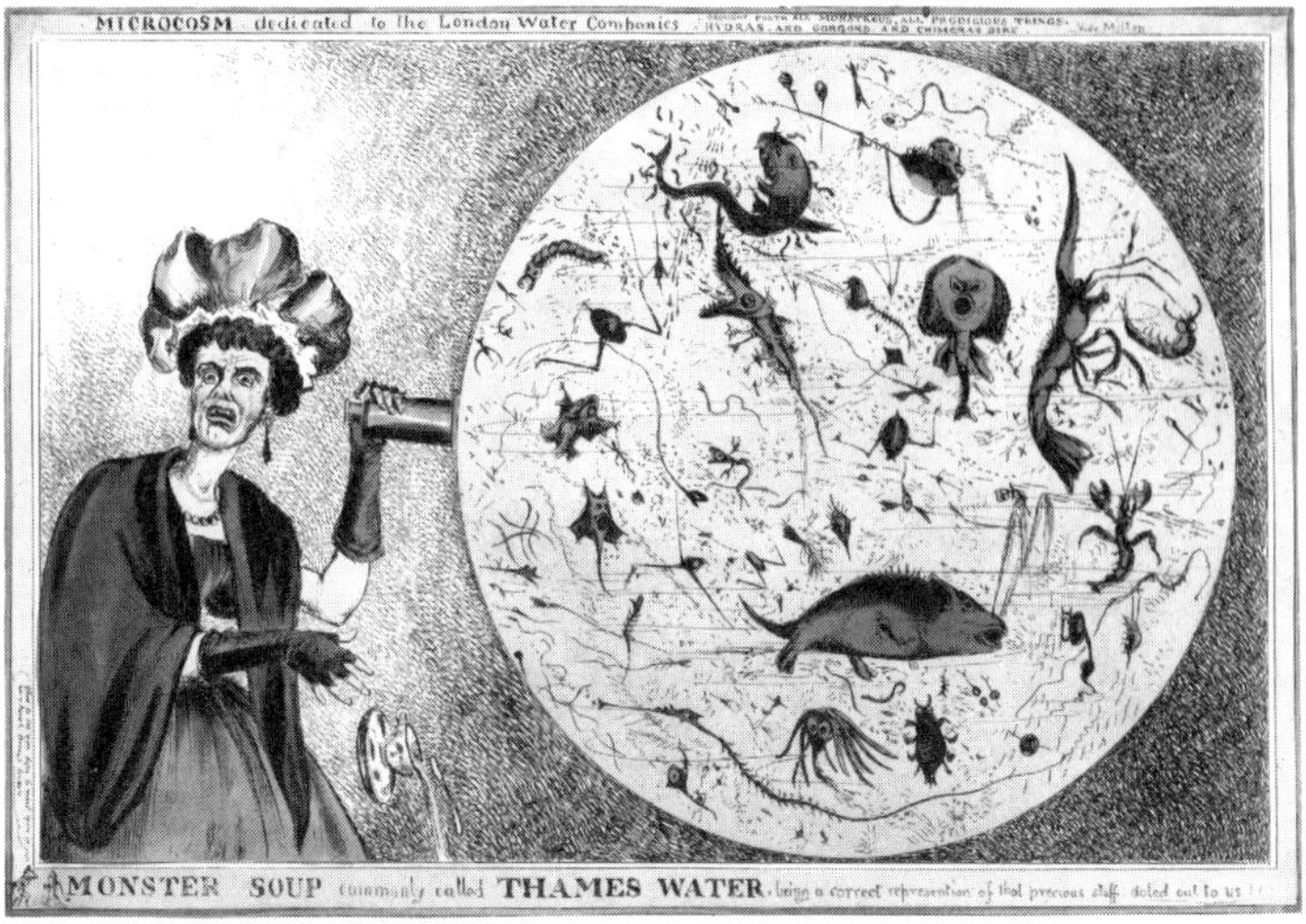
MICROCOSM dedicated to the London Water Companies
MONSTER SOUP commonly called THAMES WATER, being a correct representation of that precious stuff doled out to us!!

図 6-3. ウィリアム・ヒース「怪物のスープ」
（1828 年） Courtesy of Science Museum / Science & Society Picture Library
テムズ川の汚染が社会問題になっていた時代の風刺画。

収差は、部分的には光の入り口を狭くすることによって回避できるが、狭くしすぎると十分な光を得ることが出来ず、イメージは暗くなってしまう。色収差は異なる屈折率をもつレンズを組み合わせることによって回避される。望遠鏡についてはすでに一八世紀前半にそうした試みが行われるが、顕微鏡のように小さなレンズを使用する場合には、解決は技術的困難をともない、問題を解決する技術革新は一八世紀末以降になる。いわゆるアクロマチック（色消し）レンズを用いた色収差の修正が、実用に耐える高倍率の顕微鏡で実現するのは一八二〇年代末になってからである。

　しかし、リュストウが指摘するように、一九世紀の顕微鏡研究の進展とアクロマチック顕微鏡の登場とは必ずしも相関していない。ドイツにおける顕微鏡研究の進展はアクロマチック顕微鏡の登場以前である。イギリスでは、一八世紀後半にエディンバラ大学の解剖学教授のアレクサンダー・モンローが、顕微観察にもとづき、生物の神経細胞には共通の回旋状の繊維があると主張し、重大な発見と騒がれたが、彼は、同じ構造が、ダニの体にも、金属にも、火打ち石にも、アラビアゴムにまであるとわかり、その原因として顕微鏡の光学的フィクションの可能性を疑っている。つまり、顕微鏡がありもしない構造を光学的に作り出すということは、次第にはっきりしてきたのだが、それによって、顕微鏡学者がこの器具を放棄してしまったり、関心を失ったりしたわけではないようだ。またそれによって、顕微鏡の社会的信用が急速に失墜したというわけでもなく、むしろこうした光学的な欺瞞は、顕微鏡と視覚についての理論的な検討を推進させ、その技術革新に結びついていったといわれている。

それに、技術的な説明では、一九世紀における顕微鏡の医学研究への利用が著しい地域差を示す点も十分に説明しない。フランスの臨床学派は、かなり遅くまで（色消しレンズの登場以後まで）顕微鏡の使用を認めなかったのに対して、ドイツでは急速に普及している。こうした相違を説明するために、顕微鏡をめぐる様々な社会的コンテキストが指摘されている。

たとえば、医学史家のウォルフェは、一八世紀における顕微鏡研究の停滞の一因として、ロック哲学の影響を指摘している。彼は、ベーコンやボイルの実験哲学の考えと、ロックやシデナムの経験論の考えは、器具の使用をめぐって対立しているという。この対立を鮮明にするのは、顕微鏡に対する両者の評価の違いである。ロックやシデナムは、器具を使用する観察に対して終始敵対的であった。彼らは、顕微鏡研究が、医師からベッドサイドでの病人の観察への関心を奪い、病気の原因についての思弁へ導くと主張している。王立協会が推進する実験哲学に対する彼らの敵対的な態度の背景には、カルヴィニズムの強い影響があるとウォルフェは推測しているが、この点は私には真偽は分からない。いずれにしても顕微鏡に対する敵対的態度は、経験論の影響を強く受け、ヒッポクラテスを称賛する臨床医学の中に存在することになった。経験論と臨床医学は、一方ではガレノス医学についての訓古学的な知識に固執する大学の医学部への批判と、他方では実験哲学の影響をうけた顕微鏡研究に対する警戒心を共存させていたのである。この傾向は、感覚論の強い影響下にある一八世紀末以降のフランス臨床学派の医師たち、カバニス、ピネル、ビシャらの中にも存在し、フランス医学が実験医学へ移行する重大な障害となったといわれている。もっとも、前に述べたようにラエネクは、フランスでは珍しく顕微鏡を用いた研究を行っている。

細胞病理学で著名な一九世紀の医学者ルドルフ・フィルヒョウは、一八四七年に発表した「病理学的・治療学的見解の顕微鏡研究による改革」と題する論説の中で、「病理学的顕微鏡研究に、治療学や診断学に劣らず深い傷を負わせたのは、「病に関する」存在論（Ontologie）であった」と述べている。彼は、シデナムに始まりピネルやパリの臨床学派で支配的となった、「病気」を植物や動物のような存在物と考えて、その特性を把握しようとする立場を批判している。こうした立場は、病理学的対象を生理学的対象と異質なものと考える。しかし他方では、細菌学の登場に対する戸惑いに示されるように、病気の原因を生体の組織とは異質な何らかの病原体に帰する考えに対して、フィルヒョウは終始懐疑的であった。前者は顕微鏡研究を抑圧することで、後者は顕微鏡研究の信用を失墜させることで新しい病理学の発展を阻害してきたと彼は考えるのである。

「生物体による感染（animate contagion）」という考えは、一九世紀後半に細菌学が華々しい成果を収めるはるか以前から繰り返し主張されてきた。すでに、一六世紀中頃にパドゥア大学のジロラモ・フラカストーロは、伝染病の原因として人から人へ運ばれる病原体の存在を主張している。しかし、この種の考えが一定の信憑性をもって普及したのは顕微鏡が利用されて以降である。科学史家のウィルソンによれば、一六五〇年から一六八〇年の三〇年間に生物体による感染という考えについて、顕微鏡を用いたさまざまな意見が発表されたという。

たとえば、一六五〇年に出された短いパンフレットの中でオーグスト・ハウプトマンは、自然の秘密を暴く顕微鏡の力に賛嘆しながら、病の熱は自然発生する微生物によって引き起こされると述べている。フックよりも九年前に、顕微鏡を使用した図版を伴う最初の体系的な研究を発表したピエール・ボレルは、悪性の淋病患者に微生物とその卵を発見している。一六五六年にナポリで発生し、ローマに波及したペスト流行は、こうした考えをいっそう強めた。アタナシウス・キルヒャーは、一六五八年の顕微鏡による観察にもとづいて、ペストの原因を血液中にいる虫であると主張した。王立協会は、一六六四年にキルヒャーの説を確認するために数人の医師を任命することを検討している。一六八七年にはイタリアのジョヴァンニ・ボノモが、疥癬を引き起こすダニを顕微鏡で観察し、ダニが疥癬の産物ではなく原因であると主張した。

顕微鏡が、ミクロな世界についてのヨーロッパ人の想像力にもたらした衝撃は甚大であった。スワンメルダムらによる変態の顕微鏡研究の影響を受けて、体内に巣くう微生物は、しばしば、成長すると怪物のような姿態に変貌すると信じられるようになった。こうした学説に対する疑問ももちろん同時に存在したが、ウィルソンによればアイデアとイメージは一八世紀の初頭に至るまで持続したという。一七一一年にヴェニスに上陸した畜牛の伝染病も、生物体感染についての空想を増幅させた。一八世紀初頭に生物体による感染説を復活させたのはマルピーギと親しかったアントニオ・ヴァリスニェーリであった。ヴァリスニェーリは、循環器系を利用して体内の奥深く侵入する微生物が疫病の原因であると主張し、この虫に効く「多分貧乏人の庭先に生えているる」毒を静脈に注入すればよいと述べたという。さらに、一七二〇年のマルセイユでのペスト流行は、フランス、イタリア、イギリスの知識人の関心を再び生物体感染説に集めることになった。イギリスの植物学者リチャード・ブラドリーは、一七二一年に出版された『マルセイユの疫病の考察』の中で、現在のマルセイユと一六六五年のロンドン（疫病大流行の年）を比較しながら、ロンドンがそれ以来大規模な疫病の流行を免れているのは、一六六六年の大火災で有害な微生物の卵や種子を焼き払ったせいであると述べている。

生物学史家のベローニは、一七二六年にパリに現れたボイルという名のイギリス人詐欺師の話を紹介している。この詐欺師は、あらゆる病気は血液中にいる微生物によって引き起こされると主張し、それぞれの病気はそれぞれ異なった動物によっておこると説いた。この微生物はまたおのおの違う敵の動物をもっていて、この敵の動物はちょうど猫が野ウサギをおいかけて殺すように、病気を引き起こす微少動物を追いかける。彼はこうした動物についてきわめてよく知っていて、病気の治療に役立つ多くの微生物をもっているので、「あらゆる病気を、早く、確実に、強力に治療する」ことができるという。この男は自分の話を裏付けるために、巧妙につくられた顕微鏡を持ち歩いていた。顕微鏡にはいくつもの鏡がつけられていて、顕微鏡の対象の像が何度も鏡によってジグザグに反射されるようになっているという。観客は巧妙な仕掛けによって、殺し屋微生物が病原体である微生物を攻撃して殺してしまったその状況を顕微鏡で見せられる。このペテンは見破られるが、ベローニは、顕微鏡が一八世紀にその信用を失墜する背景にはこうした事件も関係しているとコメントしている。確かに、こうした怪しい山師の出没は、クワック（もぐり治療師）たちとの競争に神経をとがらせていた医師たちの神経を逆なでし、顕微鏡は山師の道具という印象を作り上げたかもしれない。

しかしながら、一八世紀における顕微鏡の運命に影響を及ぼしたのはそれだけではない。マイヤーやニコルソンによると、顕微鏡と望遠鏡は一七世紀後半の貴族やブルジョアの、特に女性たちの文化に重大な影響を及ぼした。「科学的婦人（scientific girl）」とか「哲学婦人（philosophical girl)」とか呼ばれる、科学に関心をもち、科学について著作をあらわすような婦人の登場に、顕微鏡と望遠鏡が与えた影響は大きいとマイヤーは指摘している。王立協会とフックの狙いは、その点で極めて正確で、顕微鏡や望遠鏡といった器具と、そのイメージの正確な図版によって、実験哲学は広範なオーディエンスを獲得していったのである。一七世紀末には、多くの顕微鏡製作者が、貴族の婦人やアマチュアの愛好家たち向けの旅行携帯用顕微鏡を製作し、顕微鏡はこうした人々の間で急速に普及した。ところがそうしたさなか、一六九二年にフックは、「顕微鏡は、その発明、改良、利用、無頓着と軽視に関して、望遠鏡と同様の運命を歩んでいる。現在では顕微鏡の唯一の信奉者はレーウェンフックで、彼を除いては、気晴らしや娯楽のため以外にこの器具を利用する者について聞くことはなくなった」と述べて、顕微鏡研究の衰退と趣味化を嘆いている。つまり、一般のオーディエンスを獲得し、科学を社会化するという王立協会の試みは、科学の大衆化を引き起こし、皮肉にも、このことが逆にその社会的信頼の低下につながったのである。

顕微鏡と一八世紀イギリス文学との関係について論じた文学史家のニコルソンは、顕微鏡や望遠鏡を扱う科学者への辛辣な風刺を数多く紹介している。一八世紀のある雑誌には、家族に、自分が顕微鏡で研究した「乾燥したコカトリス、ワニの卵二つ、去年のバッタのコレクション、ネズミの睾丸」などを遺した「ある愛好家の遺言」というエッセーが載っている。スイフトのガリバー旅行記では、スズメバチと格闘したガリバーが、そのハリを慎重に保存する光景が描かれている。「イギリスに帰って、このうち三つはグレシャム・カレッジに寄贈し、四つ目は自分にとっておいた」と書かれている。一八世紀のイギリスの雑誌『スペクテーター』には、「愛人の頭部」とか「男たらしの心臓」というような解剖報告が掲載されているという。顕微解剖を揶揄したエッセーである。

一八世紀における顕微鏡の運命について、最後にもう一つ、つけ加えなければならない。それは発生学における前成説（preformation）の成立と顕微鏡の関係である。前成説というのは、動物の体の構造は、その受精卵の中に初めから存在して、ただ大きくなるだけだという考えである。この点については、残念ながら、一八世紀における顕微鏡研究の停滞とどの程度関係しているのか明らかではない。顕微鏡が前成説の構成に重要な役割を演じていることは確かである。一八世紀にライプニッツ、ハラー、ボネらによって主張されるようになる前成説の最初の定式化は、スワンメルダムによって与えられた。蚕に関するマルピーギの研究に示唆されて、スワンメルダムは、全ての昆虫の成体の諸部分は初めから存在していて、一定の状態になるためには成長だけが必要であると主張した。彼はさらに、すべての生物はその最初の先祖の子宮の中に存在していたとまで主張した。いわゆる、胚種先在説である。子どもの中にその子どもの胚種が、さらにその胚種の中にはその子どもの胚種が、というように入れ子構造になって、将来生まれるすべての生き物が入っているという考えである。カントが馬鹿げていると評した考えだが、一八世紀にはそれなりに信奉されていて、ここから、精液や卵の中に微小な人間を見出そうとするあらゆる空想的な試みが派生している。他方ではしかし、顕微鏡は発生に関する、よりラディカルな考え、物質から生命が生まれるという一八世紀の唯物論のもっとも衝撃的なアイデアをはぐくんだ。顕微鏡をこうした方向で利用し、胚種先在説を否定するようになったのは、ビュフォン、ニーダム、モーペルチュイ、ヴォルフらである。ビュフォンとニーダムは一七四八年にパリの王立植物園で、ドーバントン、モンベヤールらの立ち会いのもとで、人間、イヌ、ウサギ、ヒツジの精液を顕微鏡で観察した。この観察から彼らはそれぞれ、物質、機械、動物に関する複雑な議論を組み立てていった。一一年後ヴォルフは発生に関する顕微鏡研究をまとめた『発生論』において、動物と植物の発生は、一つの同質の物質から次々に生じる球形粒子によって生じると述べ、前成説に対する後成説（epigenesis、有機体の構造は無構造な物質から後から生じるという考え）の立場を鮮明にした。顕微鏡は、不可視のレヴェルに隠れた構造を可視化するが、この可視性は、さらに不可視なレヴェルを想像力の中にとどまらせる作用を伴っていた。この問題は、すでに知られている複合顕微鏡の技術的な問題、色収差と球面収差の存在によっていっそう複雑になった。想像的なイメージと観察されたイメージとはしばしば交錯し、この交錯が批判者たちにとっては格好の批判材料となった。一九世紀初頭、組織学のパイオニアでパリ臨床学派の中心人物の一人であるビシャは次のように述べている。

「顕微鏡を使用する生理学や解剖学は何の助けにもならない。なぜならこの暗闇の中をのぞき込む者は誰でも自分流に好きなものを見出すことになるからだ」。

というわけで、一八世紀末まで、顕微鏡は、科学と見せ物、研究と娯楽、哲学と思弁、現実と想像の間をいったりきたりしていたといっても良い。器具として明確な居場所をもたなかったために、顕微鏡を使用する科学者は、顕微鏡が有する社会的なイメージに始終気を配らなければならなかった。

7

顕微鏡のように見なさい

――実験室の医学

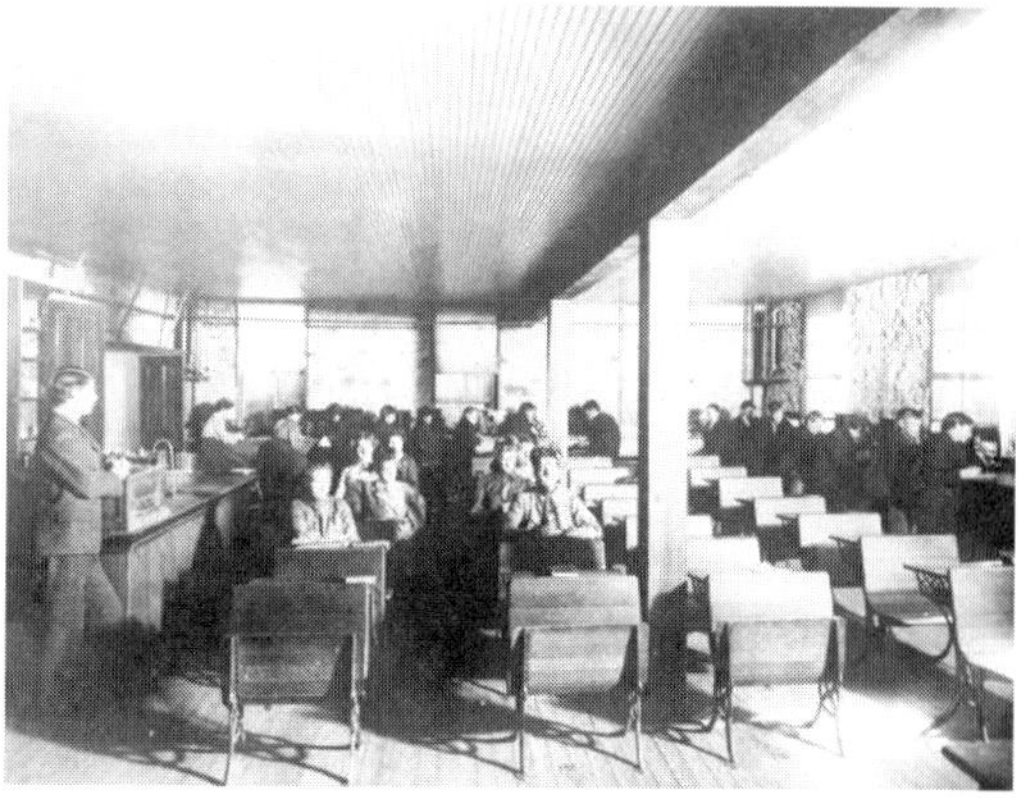

一九世紀末米国コロラド州の高校での顕微鏡実習の光景。Courtesy of Western History/Genealogy Department, Denver Public Library.

ドイツと米国

ベン＝デビッドというアメリカの社会学者は、科学が急速に発達した二つの国、一九世紀後半のドイツと二〇世紀後半の米国を比較して、両者の共通点を指摘している。いずれの国も、分権的な統治、ドイツの場合は相対的に独立した領邦国家、米国の場合は、独立性の強い州を前提とした連邦制が、それぞれの国家や州の中の大学を激しい競争状態においたという。ドイツといえば、戦前のナチス政権や、一九世紀末のビスマルク政権などを思い浮かべて、軍国主義的で集権主義的な国家というイメージがあるが、今でもドイツは連邦共和国であって、ブランデンブルクやバーデンやバイエルンといった独立国家の連合体である。一九世紀後半にはドイツの各都市の大学は、こうした領邦国家間の競争にさらされて、政治家や官僚の強い圧力をうけたといわれている。フンボルトの人文主義的な大学理念は、アカデミックな研究が大学を中心に発展する原因の一つとなったが、ドイツの諸大学が社会から隔絶した象牙の塔であったわけではない。元々、フンボルトの理念が出てくる契機になったベルリン大学設立に際しては、官僚とアカデミシャンの間で熾烈な主導権争いが生じている。つまり、大学自治というイデオロギーは裏を返せば、容易に干渉されやすい構造をドイツの大学がもっていたということである。

さて、こうした競争が、ともすれば伝統的なやり方を重視し、保守的になりがちな教授陣をおさえこんで、新奇性に富む研究者を大学に引き寄せ、新しい発見や発明をもたらしたという。この種の議論には、米国流の競争イデオロギーが多分に含まれていて、額面通りに受け取れない気もするが、一九世紀後半のドイツにおける科学の急速な発達を説明する一つの仮説ではある。一九世紀の前半まで、医学といえば、フランスとイギリスが先進国であり、とりわけ大規模な病院を舞台にした臨床医学の発展では、ドイツは、前にも述べたように聴診術の普及が一九世紀半ばにずれ込むくらい遅れている。ところが、実験室医学と呼ばれるラボラトリーでの化学分析や顕微鏡観察というシステムの発展では、ブランデンブルクやバーデンの諸都市の台頭は急速で、一九世紀中葉、つまり聴診術がベルリンで根付き始めた頃には、ヨーロッパで先進的な地域になりつつあった。第二次大戦後の米国の発展が、同じような構造をもっているのかどうか、私には判断できない。しかし、医学に関する限りは、少なくとも新しい技術が普及するスピードという点で、米国はヨーロッパよりも早いという印象を受ける。米国での科学的医学教育の開始は二〇世紀初頭といわれているが、瞬く間に全米に広がり、前にも述べたように医師の社会的地位は、どちらかといえば、あまり信用のおけない職人という地位から、成功したプロフェッションの代表と呼ばれるまで上昇した。背景には、一九世紀のドイツと同様に、冒険的な競争を抑制する伝統的な仕組みが欠如していたということがあるように思う。

顕微鏡とドイツの大学

医学史家のアッカークネヒトは、一九世紀前半におけるドイツとフランスの顕微鏡の地位の相違について次のように述べている。「フランス人達がドイツの顕微鏡学者より遅れていたとしたら、それはフランス人に顕微鏡の才能がなかったというよりも、ドイツとフランスで顕微鏡の受け止め方が大分違っていたことによる方が多い。パリ臨床学派の極端な経験主義はフランス医学の内で顕微鏡の使用が発展するのを阻害したし、反対にロマン主義の発生学者達はドイツの医学校で早くから顕微鏡を大々的に利用していた」。彼は、フランスとドイツで顕微鏡学者が教授になる速度に顕著な違いがあることを指摘している。しかし、顕微鏡と「実験室医学」の成立の関連を考えれば、事情はもう少し複雑である。

ドイツの大学における顕微鏡の使用は、たしかにフランスよりも早い。アッカークネヒトは、次のように記している。「ホームズは彼が学生だった一八三〇年代のパリでそのような道具はみたことさえなかったと述べている。ところが、J・ミュラーは一八二〇年にボンで医学生だったとき、顕微鏡を使った授業を日常的に受けていた」。

しかし、こうした記述は誤解を招くものである。たしかに一八二〇年代（聴診術の興隆期！）には、デリンガーのいるヴュルツブルク、ルドルフィのいるベルリン、ミュラーのいるボン、プルキニェのいるブレスラウ、フォン・ベアーのいるケーニヒスベルク、ラトケのいるドルパット（エストニア）で顕微鏡研究は行われていた。イタリアのアミチが小型のアクロマチック顕微鏡を開発したときにも、購入者はプラハやベルリンの顕微鏡学者で、フランス人は少ない。しかし、このことは、医学部の講義や授業で、日常的に医学生に対して顕微鏡を用いた教育が行われていたということを意味してはいない。一八三八年にベルリンの軍医学校（プロイセンにおける医学教育の中心的施設）に入ったヘルムホルツは、次のように述べている。「当時の医学教育は、まだ、基本的に書物による勉強にもとづいていた。ノートを読み上げるだけの講義も多く、実験やそのデモンストレーションは部分的で、学生が自分で実験を行える実験室というようなものは存在しなかった。顕微鏡のデモンストレーションは非常にまれで、講義ではほとんど行われなかった」。フィルヒョウが述べているように、医学部の年輩の教授たちの間では、フランス同様、顕微鏡は依然として冷遇されていた。米国の医学史家タックマンによれば、顕微鏡を用いた一般医学生に対する講義は、一八三〇年代末のボンのマイヤー、チュービンゲンのグルーベ、ハイデルベルクのヘンレらの改革までまたねばならない。しかも、こうしたスタイルは、医学部の伝統を破壊するものだったという。一八二八年に行われたフォン・ベアーによる実験報告が、居合わせた年輩の教授たちから無視されたという話はよく知られている。したがって、顕微鏡研究は、けっしてドイツの諸大学の伝統ではない。一八世紀末には、顕微鏡研究の多くはスコットランドのエディンバラで行われており、ドイツのゲッティンゲンがこれに続いた。二つの大学は人的ネットワークで結ばれ、顕微鏡研究者の網の目の関係が形成されるが、ドイツでもこのネットワークはそれほど密度の濃いものであったわけではない。顕微鏡研究の推進者たちの何人か（ルドルフィ、プルキニェ、フォン・ベアー）は、プロイセンやバーデン以外の外国出身者であり、プルキニェは、ルドルフィ、ゲーテ、アルテンシュタイン（当時のプロイセン文部大臣）による強引な推薦で、学部の反対を押し切ってブレスラウに職を得ることができたのである。プラハとウィーンはドイツの大学よりも早くから顕微鏡研究を学ぶことができた。ルドルフィは、ウィーンのプロハスカから顕微鏡解剖学を学んでおり、そのプロハスカはもともと、プラハ大学に在籍していた。プルキニェは、プラハですでに卓越した顕微鏡学者であった。他の顕微鏡学者についても、その経歴はパリでキュヴィエに師事したワグナーをのぞいては、決して華々しいものではない。総じて、顕微鏡研究の普及はドイツの大学の伝統にもとづくものではなく、むしろ、少数の顕微鏡学者のネットワークとプロイセンとバーデンにおける大学改革が結びついた結果である。

顕微鏡研究がドイツで急速に発達した背景に、一八三〇年代に成立する細胞に関するシュヴァンやシュライデンらの理論の普及があるとする論者は多いだろう。生物学史家のマッツォリーニによれば、細胞説の波及速度は地域的にかなりばらつきがある。ドイツとイギリスでは比較的速やかに、遅くとも一八五〇年代には受け入れられているが、フランスでは一八六〇年代になってもその意義を限定しようとする傾向が強かった。イタリアでは一八四〇年代から一八五〇年代にいたるまで細胞説は一部の例外を除いてほとんど無視されていた。確かに、細胞説の普及によって顕微鏡研究の重要性が認められ、生理学研究に顕微鏡が不可欠の道具となるということは考えられる。しかしながら、そもそも細胞説が重要な理論と考えられるためには、大学の研究施設に顕微鏡がある程度普及していなければならないということも事実である。顕微鏡の普及率が細胞説の受容とどのように関連しているかについては、残念ながら私は調べることは出来なかった。しかしイギリスは、一八世紀を通じて、アマチュア顕微鏡学者の数では他のヨーロッパ諸国を圧倒している。ドイツでは先に述べたように、決して大学の伝統ではないが、すでに一八二〇年代にはかなりの顕微鏡学者たちが大学の中にポストを獲得していた。一八二八年にフォン・ベアーがほ乳類の卵の発見についてドイツ自然科学者・医師集会で報告を行ったときには、すでに、その顕微鏡研究に強い関心を示す一群の研究者が存在したことは事実である。しかも、彼らは非常に堅密なネットワークを構成していた。ちなみに、こうしたネットワークは、顕微鏡製作者や顕微鏡という器具を通じて形成されていたようにみえる。この点も詳細な分析が必要だが、著名な顕微鏡製作者のもとには、ヨーロッパ中から顕微鏡学者が接触しており、彼らは顕微鏡の性能や特性について頻繁に情報を交わしていたと考えられる。

ドイツの研究者たちは、王立協会を中心として放射状に広がる一七世紀の顕微鏡学者たちの関係とは異なり、個人的な関係を媒介とする網の目状の交友関係をもっていた。この関係は生理学や解剖学などの教授人事に影響を及ぼすほど強いものであった。いわば、顕微鏡という器具を媒介にしたネットワークが、次第に理論的な構築物や、大学の人事のような社会関係をまきこんでいったわけである。なぜドイツでそれが功を奏したのかといえば、結局それはドイツの大学がヨーロッパの中心からはずれていたからだとしかいいようがない。先に述べたように、ベン＝デビッドは、一九世紀後半のドイツの諸大学と二〇世紀後半の米国の大学の共通点は、その大学間の激しい競争にあるという。一九世紀のドイツも二〇世紀の米国もいずれも、強い独立性をもった領邦国家や州政府同士の競争を引き起こした。こうした競争が、新しいアイデアや器具を使う新興の学者たちの居場所を与えたという可能性は否定できない。パリやロンドンの大学では、すでに名声を確立した多くの医師たちが、顕微鏡のような怪しげな器具を使う医師を排除するのに十分な力をもっていたのに、ドイツでは、たとえばハルデンベルクのような政治家が、ベルリン大学の医学部の教授にマグネチズム（動物磁気術、動物の体には磁気が流れこの流れの不調が病をもたらすという考えにもとづく治療方法、催眠療法に発展する）使いの怪しい医師をすえたりするというようなことが起こりえたし、バーデンでも、大学の人事に政治家や官僚が口をはさんで、強引に無名の外国人を送り込んだりしたのである。これは、聴診器がなぜエディンバラで速やかに普及し、ロンドンでは遅れたのかという問題と部分的に似ている。いずれの場合も、新しい器具が普及するには、一定程度の権力の空白が必要ということだろうか。

しかし、いったん大学に入り込んだ顕微鏡は、少なくともドイツでは、医学改革運動のシンボルとして急速にその地位を高めることになった。それはまず、発生学と、続いて細胞説と結びつき、ドイツの思弁的な医学理論に強力な実証ツールを提供することになった。ドイツの各地の大学で、こうした動きは新しい医学を推進する改革運動として展開されるようになる。ルドルフ・フィルヒョウの学生たちへの口癖は「顕微鏡的に見ることを学びなさい」だったという。顕微鏡を用いた彼の講義は学生には鮮烈な印象を与えた。ヘッケルはフィルヒョウの講義を回想して次のように書いている。

「われわれは、二つの長いテーブルに、三〇人から四〇人ほどが並んで座っていた。テーブルの真ん中には溝がほられていてそこに小さなレールが敷かれている。レールの上を車輪のついた顕微鏡が走っていて、次から次へと回されていた。そこでは、しばしば一時間の間に、顕微鏡観察のために周到に準備された重要で珍しい病理標本を大量に見せられ、フィルヒョウはすばらしい講義を展開した。それは多くの場合、クリニックでさきほど生で観察した症例が、フィルヒョウの講義とどのように関連するのかを交互に明らかにし、時折彼は、学生たち自身にその解剖を行わせたりしたのである。全体的で統一的な病像として明瞭に理解された、臨床と顕微鏡病理解剖的知見の間のこうした関連性は、大変に興味深く、学ぶところ多く、重要なものだった。病理解剖そのものがまれなベルリンでこんなものを探そうとしても無駄である。こんな講義はここだけである」。

一九世紀中葉における、ハイデルベルク大学の医学教育改革の中心人物ヤコブ・ヘンレは、理論科学と臨床科学のギャップはただ顕微鏡の使用によってのみ架橋されると主張していた。教室に顕微鏡を持ち込むヘンレの活動は、新しい医学教育のスタイルを誇示するのに最適のやり方であった。こうして、顕微鏡は一九世紀中葉の医学改革と密接に結びついた道具となり、パリやエディンバラにおける聴診器の役割をドイツでは顕微鏡が担ったといえる。化学検査とともにそれは医学改革のシンボルとして、一九世紀後半の実験室医学への道を踏みならすことになる。フィルヒョウは、次のように述べている。「われわれの視力が顕微鏡によって拡張されたのと同じだけ我々の見方も前進しなければならない。あらゆる医学は自然の出来事に対して少なくとも三〇〇倍近づかなければならない」。

「全ては一個の細胞だ」

医学史家のラザーらによると、一八五八年にエンゲルスはマルクスにあてた手紙の中で次のように述べている。

「人々は過去三十年間の間に自然科学によって達成された進歩について何の考えももっていない。生理学にとって決定的な要因は、第一に有機化学のすさまじい発展であり、第二に最近二〇年間にようやく正しく使われるようになった顕微鏡だ。…生理学全体の革命を引き起こし、比較生理学を初めて可能にした中心的な出来事は、シュライデンによる植物の細胞とシュヴァンによる動物の細胞の発見である。全ては一個の細胞だ」。

細胞説と有機化学が、ドイツの哲学や社会理論に及ぼした影響は非常に大きく、このことは人文社会科学者にはあまり知られていない。両者は、一九世紀後半の唯物論的な社会理論の展開にとって重要な刺激を与え、マルクスやエンゲルスは、こうした動きの中心的人物の一人ルドルフ・フィルヒョウに強い関心をもっていた。

ポメラニアの農民の息子で、一八四八年革命以来、生涯旺盛な政治活動を続けたルドルフ・フィルヒョウという医者についてはアッカークネヒトのものを初めとして、すでに多くの研究が存在する。おそらく非医学史的な伝記がこれほど多く書かれている医者はいないだろう。彼は医者であり、人類学者であり、なによりも政治家であった。その驚くべき多産な生涯を通じてフィルヒョウは医学と政治とを全く区別しなかったように見える。ベルリンの下水道改革、細胞病理学による医学改革、進歩党議員の政治活動。これらは彼の机の上では雑然と一緒になっていた。彼は政治議論の中に医学議論を、医学議論の中に政治議論をとりまぜて大量の論文と論説を書いている。「我々が目指している医学改革は科学と社会の改革である」と彼は主張する。

フィルヒョウの、政治的イデオロギーは一般には「細胞国家」という概念で表現されている。社会における個人と社会の関係を、生物における細胞と個体の関係に擬せて理解しようとしたと一般にはいわれる。ベルナールやヘッケルがフィルヒョウから借用してこの概念を使った場合には、こうしたニュアンスがある。何よりも、彼らは社会科学者ではなく、生物学者である。しかし、フィルヒョウの「細胞国家」という考えは、生物体の理解が先にあるわけではない。むしろ逆である。社会についての彼の考えが、実は生物体の理解の基礎にあって、このゆえに、フィルヒョウは、それに反するさまざまな生物学や医学の議論に政治的に反対するのである。

イタリアの研究家マッツォリーニは、フィルヒョウのこうした異質な領域の活動を翻訳するメタファーの働きについて詳細な研究を行っている。マッツォリーニは、生体における細胞の地位を社会における個人の地位と等置したフィルヒョウのメタファーに注目し、このメタファーがフィルヒョウの医学的で政治的な議論の中で果たしている役割を明らかにしている。彼はフィルヒョウのメタファーにおいては「イメージの発信者は社会組織であり受信者は有機体」であると述べている。

マッツォリーニはフィルヒョウのメタファーが登場する二つのコンテキスト、一八四八年の革命前後の医学理論のコンテキストと政治理論のコンテキストを追跡し、この二つのコンテキストにおけるメタファーの位置を明確にしている。細胞病理学は政治的には国家有機体論に、医学的には神経病理学と血液病理学に対立している。フィルヒョウは一八四九年に次のように述べている。「国家は現在ではもちろんのこと将来も決して一個の有機体にはならないだろう。国家は複合体として常に単なる観念的なもの、非物質的なものを表現するのであるから、個々の有機体の法則、個々の肉体の生理学的な法則がこの複合体を規定しなければならない」。また、一八五五年には同じ論理を神経病理学を批判するために動員している。「したがって、我々が我々の多数の生命群によって生きている有機体の統一性を失うということが苦境をもたらすわけではない。もちろん神経病理学のいう意味での統一などというものを我々は示すことはできない。支配精

(spiritus rector）などというものは存在しない。存在しているのは、平等の性質ではないにしても、平等の権利を与えられた個体の集合である自由な国家である」。

マッツォリーニは、一九世紀における国家有機体論の議論が一八世紀のそれとは質的に異なるものであるという。オルガニスムという言葉の使用法が一八世紀と一九世紀では全く異なるからである。一八世紀にはオルガニスムはメカニズムという概念とほぼ同義であった。ところが、一九世紀初頭のドイツではこの概念はメカニズムに対立する概念として登場している。一八世紀の終わりには徐々にオルガニスムは生きた物体を指すようになった。この生きた物体をめぐって生物学の様々な理論が展開されるのは周知の通りである。それにともなって機械的国家理解と有機的国家理解は次のような形で対立するようになる。すなわち「一方においては、国家は組織され、解体され、再び組織されることができる。ところが、もう一方の理解では国家は徐々に成長し、分割すれば実際に破壊されてしまう」と。神経力、生命力、自然治癒力といった生気論を彩る諸概念はこのころに復活したり新たに作られたりしたものである。これらはいずれも機械には存在しない生きた物体に特有の支配的原理として案出された。

国家有機体論はオルガニスム概念のこうした変遷を前提に台頭した国家理解であり、一八四八年前後には保守革新のいずれの陣営においても頻繁に利用されていた。一八四八年に歴史家カール・ハーゲンは次のように述べている。「我々ドイツにおける根本悪は一言でいえば次の点にあります。これらの諸国家はまったく自然なものではないということ。これらの国家は生きた有機体から成長したものではなく、不自然で恣意的な国家であるということです」。

国家有機体論は、とりわけ「君主と人民の有機的協働」を説く穏健自由主義者たちによって頻繁に言及されていた。生物学者のフォークトはこうした風潮に対して一八四九年に次のように述べている。「みなさん、有機体についてこのように語る人々は、一個の有機体をただ頭と胸と腹と手と足のある有機体としか考えていません。こうしたものを全然持たずにそれでも生存し、そのあらゆる部分において健全に力強く生きている有機体が存在することを知らないのです」。先に挙げたフィルヒョウの国家有機体批判はこの政治的文脈の中に登場する。後に「細胞国家」としてベルナールやヘッケルを介して、広範囲に普及することになるフィルヒョウのメタファーは、その政治的文脈を忘却されて使用されることになった。一八五〇年以降にフィルヒョウの権威によって自分の理論を支えようとした論者達は、フィルヒョウの議論のこうした政治性を捨象し、中立的な生物学理論として扱ったために、国家有機体に対するフィルヒョウの批判を見落としてしまったとマッツォリーニは指摘している。

今日では、われわれは自然科学上の理論や議論の中に、政治学的な用語や概念が登場するのをみることはまれである。ところが、フィルヒョウの著作にはこうした概念が頻出する。彼は、血液病理学や神経病理学が想定しているのは生体の君主制的原理であると主張する。また、専制的、寡頭制的、独裁的という言葉をロキタンスキーの体液病理学やヘンレの神経病理学に対して使用し、血液や神経の生体における支配的な地位を認めようとするこうした学説に対して政治的に対立するのである。「細胞から見た場合には生体の諸部分は社会的な統一性を形成するのであって、体液学派や固体学派におけるように一個の専制的あるいは寡頭制的な統一性を形成するのではない」と彼は述べている。

フィルヒョウは、生命体においても社会においてもその統一性を示すように見えるものは、見かけ上のものにすぎないと繰り返し主張する。「こうして次のことがわかる。有機体の社会的性質についての経験に直面して、生命の全体を還元できるような身体における何らかの統一的な組織を探し求めようとすれば、人は必然的に誤るということである。ここには小さな諸部分の統一以外のいかなる統一も存在しないし、それらによって生じる全体生命の組織は決して一個の統一ではないのである。身体全体は我々にとっては、機械的にみるならば常に一個の社会的組織である。この社会組織においては統一性の見かけはただ次のような事態によってのみもたらされたのである。つまり、これらのよく似ている諸部分はそれでも必然的に相互に依存しているということ。これらの諸部分のうちどの部分も、他の諸部分とのより大きな関連の中におかれるのでなければ、その統合性を維持できないということである」。

結局、フィルヒョウのこうした政治的イデオロギーが、彼の細胞病理学の学説を強力に推進したと同時に、細菌学の登場に際しては、最後まで疑念を払拭できなかった。しかし、こうした政治イデオロギーとの強力な結びつきのせいで、顕微鏡は、医学改革を超えて社会改革のシンボルとなったのである。一八世紀には、顕微鏡をのぞきこんでは昆虫の眼や、シラミの腹や、蜂の脚を調べている科学者は、社会的風刺の格好の対象であった。それは、社会から隔絶された「科学」という囲いの中で、ひどく現実離れした想念にとりつかれ、実生活における効用など何も考えない人種の理解できない趣味として繰り返し描かれ、容赦ない風刺にさらされた。それは、顕微鏡研究衰退の一つの要因として指摘されるほど激しいものであった。ところが、一九世紀後半には、顕微鏡は、依然としてその効用を疑う臨床家にかこまれているとはいえ、少なくとも社会改良主義の潮流の中に位置づけられ、検死解剖などにおけるその成果は、次第に医学的な意義を獲得していった。

「顕微鏡と眼」

少し話がそれるが、器具とその研究対象の関係について考えるとき、顕微鏡は興味深い問題を提起している。それは、顕微鏡が、その観察の対象、つまり、蚕や昆虫や細胞や細菌といった、標本スライドにのせられる対象の研究と関係しているのみならず、それをのぞき込む人間の眼とも関係しているという点である。

中世の実験科学について詳細な調査を行った米国の歴史家クロンビーは、中世において理論的な考察と実験の手続きとが具体的に結びついた研究は光学においてのみ実現したと主張している。

網膜上に投影される倒立像の問題を最初に定式化したケプラーの『光学』(一六〇三)は、光学と光学器具のカップルに視覚の生理学を結びつけた。これ以降、光学器具、光学研究、視覚研究の三者は堅密な連携をもつようになる。光学に関心の深かったスピノザは実際に顕微鏡を製作し、後にミュラーの神経の特殊エネルギー説(視覚、聴覚など、神経にはそれぞれに特有のエネルギーが流れているとする説)に影響を及ぼす「視覚エネルギー」について述べている。あまり明らかにはなっていないが、一九世紀ドイツにおける感覚生理学は顕微鏡研究と密接に関係していると私は推測する。一八二〇年代から三〇年代にミュラーのもとにいた弟子たちは、細胞研究へ向かうシュライデン、シュヴァン、フィルヒョウらのグループと、感覚生理学へ向かうヴェーバー、ヘルムホルツらのグループに分かれるが、いずれもミュラーがすでに手を着けていた分野である。この二つの研究を結びつける理論的な基盤はそれほど強力ではない。顕微鏡の存在を考慮しなければ、細胞説と感覚生理学の結びつきは明らかにならないだろう。顕微鏡を覗くと頭が痛くなるとぼやいていたヘルムホルツも、検眼鏡(ophthalmoscope)の発明(一八五一年)で一躍医者たちの注目を集めるようになった。しかし、検眼鏡の原型は、ミュラーと同世代のプルキニェによっても考案されていた。プルキニェは、元来、プラハで行った視覚の研究でゲーテに知られるようになり、その卓越した顕微鏡観察技術で当時の解剖学の権威ルドルフィに信頼された。ヘルムホルツはプルキニェの仕事を知らなかったが、一八四六年にイギリスの内科医ウィリアム・カミングスが、また翌年、やはりミュラーのもとでヘルムホルツらとともに医学を学んだエルンスト・ブリュッケが、一定の条件の下では眼が微弱な光を反射して発光することを観察し、ブリュッケは、この現象の出現と欠如は眼の疾患の重要な兆候となると主張した。彼らはいずれも眼の内面を観察しようとしたが、のぞき込む度に反射光に遮られてかなわなかった。ヘルムホルツはこの現象について光学の授業で触れようとして、検眼鏡の発明に至ったという。フィルヒョウは一八六七年に、眼科学がこの一五年間に急速に発達し、現存する科学の中でもっとも卓越した地位を獲得していると述べ、その理由として物理生理学が臨床の眼科学の中で偶然有効に作用したことを挙げている。しかし、ヘルムホルツの検眼鏡は、内科医の顕微鏡への関心の延長上にあると考えるなら、細胞説や細菌学が顕微鏡の存在を前提としているのと同様に、一九世紀における眼科学の発達は顕微鏡を前提としているといってもよい。この点を詳細にあとづけたのは、ユッタ・シッコールという研究者で、彼女は二〇〇七年に出版された『顕微鏡と眼』という研究書の中で、視覚の生理学的研究と光学研究と顕微鏡とがいかに緊密に結びついているかを示している。元来、「眼は、顕微鏡観察にとって長い間第一の観察対象」であり、「昆虫の眼は特に好まれる研究対象だった」という。そういえ

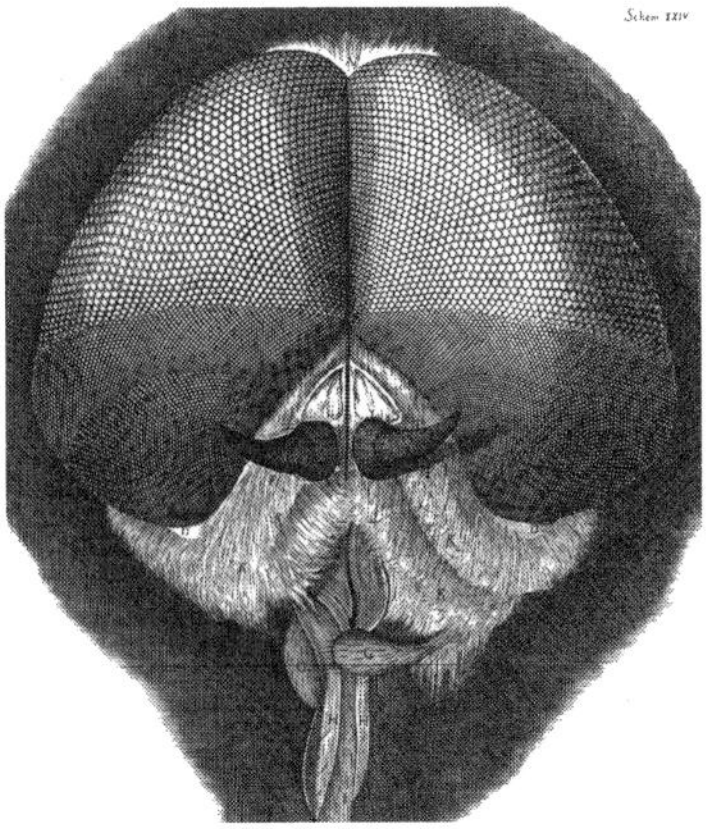

図 7–1. Hooke, R.（1665）Micro-graphia, Schem XXIV.
（http://www.gutenberg.org/files/15491/15491-h/images/scheme-24.png より）

ば、フックのミクログラフィアのもっとも目を奪う図版は、蠅の眼の図（図7―1）である。この結びつきは、顕微鏡が引き起こす光学的欺瞞が問題になり、その技術的な限界がとりざたされるにつれて、ますます強くなった。顕微鏡学者は、顕微鏡の光学的構造、眼の生理学的構造、対象の物理的構造の三者につねに気を配る必要があった。彼女は次のように述べている。

「一八三〇年代までに、器具、光、観察者の眼、それに観察行為は、顕微鏡学者の実験の対象となった。研究に用いる器具に関する研究は、徐々に、顕微鏡の性質と顕微鏡についての考えを変えていったのである。器具、照明、感覚器官、標本作製のプロセスは、研究の潜在的障害であり、乗り越えられない限界として可視化されるようになった」。

生物体病原説

話を戻そう。細胞説や視覚研究が、顕微鏡と密接に結びついて発展したとはいえ、これらは、生理学や病理学の基礎的研究にとって重要であっても、臨床医学にとっての意義はそれほど明らかではない。顕微鏡は、少なくとも一九世紀半ばまでは、日常の患者の診断にとって聴診器が果たしたような決定的に重要な役割を演じることはなかった。ドイツの各地の大学が設置した実験室も、医学研究にとっては重要であっても、臨床医学上のメリットは明かではないというのが歴史家の見解である。それだから、なぜドイツで急速に実験室医学が発達したかが問題になるのである。しかし、こうした疑問は、一九世紀の最後の四半世紀にフランスでパスツールらの微生物学が、ドイツでコッホらの細菌学（ドイツとフランスでは、同じような種類の研究も呼称が違っている）が台頭するにつれて後退するように見える。発酵や腐敗に関するパスツールの研究や、結核菌に関するコッホの研究について、その臨床医学上の意義を問題にするものはないだろう。彼らの研究はいずれも国家を挙げて支援され、その研究成果は、公衆衛生上重大な影響を及ぼした。パスツールやコッホほど、一人の科学者ないしは医師が、その研究活動を通じて、国民的カリスマにのしあがった例は、それ以前にはなかったのではないか。

さて、前に述べたように、感染症の原因を微生物に求める生物体病原説（animate contagion）は、一九世紀に細菌学が確立する遙か以前から存在する。この説に顕微鏡が深くかかわっていたこと、また、それによって科学的器具としての顕微鏡への信頼が著しく低下したことも前に見たとおりである。一九世紀にヤコブ・ヘンレを初めとして、微生物を感染症の原因とみなして先駆的に研究を続けた医師たちにも、同様の疑いの目が向けられていた。顕微鏡の光学的な欺瞞について、技術的に一定の解決がもたらされた一九世紀半ばでも、ライザーが多数引用しているように、生物感染説は、あまり評判のよい学説ではなかったようである。

化学者のパスツールが、生体の腐敗は外から侵入する微生物によって起こることを実験的に示し、顕微鏡家の息子で医師のジョセフ・リスターが傷口の殺菌が化膿を防ぐことを示しても、まだ、微生物が感染症の原因であるという説は、十分な支持を得られていなかった。これは一八六〇年代の話である。医学改革の旗手であり、政治家でもあったフィルヒョウも、元来、病気の存在論（病の実体がどこかにあるという考え）を激しく攻撃しており、病理学を通常の生理学的プロセスの中に位置づけることこそが、医学の王道と考えていたために、細菌学に対してはかなり遅くまで懐疑的だった。炭疽菌に関するロベルト・コッホの重要な研究が発表されるのは、一八七七年であるが、それ以前に炭疽病、コレラ、チフス、赤痢、ジフテリアなどの感染症を引き起こす微生物についての議論は豊富にあり、これらのすべては、フィルヒョウが医学改革の主要な手段の一つとみなした顕微鏡によってもたらされていた。しかし、フィルヒョウは、一八七四年に、ベルリンの軍医学校（ペピニエール）の創立記念に招かれて彼が行った、「特に感染症に関わる軍医学の進歩」というスピーチで、生物感染説に対する次のようなかなり慎重な意見を表明している。

軍医学にとって、感染症対策はきわめて重要である。フィルヒョウは、こう述べている。クリミア戦争ではフランス軍兵士は、九五、六一五人死亡しているが、そのうち戦闘で死亡したのは一〇、二四〇人である。同数の兵士が戦闘で受けた傷が原因で死亡している。残りの約七五、〇〇〇人は、伝染病その他の病気で死亡しているのである。アメリカ独立戦争では、九七、〇〇〇人が戦闘で死亡したが、一八四、〇〇〇人が病気で死亡した。フランス人はクリミア戦争から何も学ばなかったが、アメリカ軍の医療スタッフは、詳細な統計と治療記録と学術研究を結びつけ、驚くべき成果をあげたと彼は述べている。問題の病気の多くが、伝染性の病気であること、人から人へ感染すると説明し、こうした感染性の病気の原因について、昔から生物体感染説（contagium vivum）という議論があると紹介している。生物体感染説を標榜する顕微鏡研究の最新の成果を紹介しながら、彼は、微生物による感染がもたらす病気の多くは局所的なもので、全身がおかされ死に至る病において微生物がどのような役割を果たすのかは必ずしも明らかではないとしている。それは、物理的に体内の細部に入り込んで、いわば寄生虫が宿主を食うように、人の体をむしばむのか、あるいは発酵のように、何らかの有害な物質を体内で生産するために、人は全身をおかされるのかと、自問している。彼の考えは後者に傾き、微生物そのものが病気の直接原因というよりも、微生物によって生じる物質が病気の原因であるとする。

微生物を病気の原因とすることへの、医学界の慎重な態度は、こうした学説が怪しい山師たちの世界を想起させるということ以外にも、いくつかの複雑な問題があった。アメリカの医学者トーマス・ブロックが著したロベルト・コッホに関するモノグラフを読むと、初期の細菌学がいかに多くの問題に囲まれていたか、ある学説が提起されることと、それが研究者たちを納得させることとがいかに遠く離れたことかがよくわかる。伝染性の病気の原因が何らかの生物体であるという説そのものは、いくらでもさかのぼることができる。しかし、こうした説について、どれか一つの病気についてでも、医学界全体が同意するような形で実験と議論が展開されるには一九世紀の最後の四半世紀まで待たねばならなかった。自らも微生物学を専門とするブロックによるコッホの実験の解説を読むと、細菌学を構成する、人と器具と生物の複雑なネットワークが浮かび上がる。細菌病原説に疑問を唱える当時の学会の議論のそれぞれを実験的に反証するためには、特定の能力と技能をもつ人間と、一定の性能の器具と、特異な性質をもつ細菌の共謀関係が必要であったように思えてくる。ちなみに、科学社会学には、アクターネットワーク論という、ちょっと風変わりな考えがある。前に少しふれたフランスのラトゥールやキャロンらが提唱した考えで、人とそうでないもの（生物や器具）をネットワークの中で対等なアクターとして扱おうというアイデアである。ラトゥールにもパスツールを扱った研究書があり、キャロンはホタテ貝の養殖計画についての論文がある。いずれの場合も、微生物やホタテ貝のような生物の振る舞いが、一定の科学的業績と密接に関係していて、科学研究が人間のネットワークだけでは成り立たないということを強く印象づける。この点では、クーンやアメリカの科学社会学者たちが、科学は科学者集団の産物であるとする議論は、間違っているとまでいえなくとも、何かが脱落しているという印象を与えるのである。

ロベルト・コッホと顕微鏡写真術

細菌学の歴史的発展については、私は全く専門ではなく、前述のブロックのコッホについてのモノグラフ（『ローベルト・コッホ』）や、バロックの『細菌学の歴史』などを参照されたいが、コッホが一八七〇年代後半に、北ドイツの田舎町ウォルシュタインの自宅で行った実験とその成果については、いろいろな解説があり、器具と医学の関係を考える上でも、また、実験室医学と臨床医学の関係を考える上でも、示唆に富む問題を含んでいるので、少し紹介しよう。

ロベルト・コッホといえば、医学史上ではパスツールと並ぶ細菌学の権威である。その権威は彼が結核菌を同定し培養に成功した頃には大変なもので、国家的重要人物といってもよい。晩年、彼が、弟子の北里柴三郎の招きで日本を訪問したとき（一九〇八年）の記録があるが、読んで驚きである。おそらく現在ではどんなノーベル賞受賞者が来日してもこんなさわぎにはならないだろうというほどの国を挙げての歓待ぶりである。行く先々の到着駅には数百名の政治家、医学関係者、一般人が押しかけ、講演会場はどこも人であふれかえるという様子が描かれている。これは無論、医学が当時の社会においてもっていた地位と、結核という病気がもつ社会的意味によって、また部分的には当時の日本が欧米人をもてなすならわしによって生じた出来事であり、彼自身の性格とは関係がないが、コッホは、その社会的権威に見合うだけ、次第に気むずかしく、峻厳な雰囲気に包まれていったらしい。ブロックのモノグラフも、晩年に近づくにつれ、その性格についての批判的な記述が増えていくようだ。

若いコッホは、しかし、晩年のイメージとはずいぶん異なり、もともと、エリート医学者ではなかった。ベルリンで医学を学んだ後は、ウォルシュタインという北ドイツの片田舎で開業医と地域の保健医官を務めながら、自宅で研究をしていた医師である。顕微鏡などの実験道具ももちろん自前で調達し、妻を助手に使いながら炭疽菌の研究をしていた。何でそんな田舎で炭疽菌の研究などをしていたかという経緯については、ブロックの著書に詳しいので参照されたい。ともあれ、彼は開業医としては腕がよく評判は上々であったらしく、地域からは信頼されていたらしいが、ウォルシュタインにはアカデミックな環境はほとんどなく、彼の学術上の研究は唯一、彼が尊敬する植物学者コーンとのやりとりによって支えられていたという。

彼は、炭疽病で死亡した家畜の血液をウサギに接種したり、さらにそのウサギから得られた細菌を動物の眼房水中で人工培養する方法を開発したりしている。細菌の観察には培養というステップが必要なのである。このために、彼は培養に適切な温度や空気との関係について検討している。さて、培養された細菌の中に、彼は、「長い繊維状のもの」を発見し、これを細菌の芽胞（一部の細菌が形成する耐久性の高い細胞構造、発芽して通常の増殖する菌体を作る）と解釈した。炭疽病がしばしば土壌から感染するという説は、この病気が生物体を病原とするものではなく、環境に由来するものであると主張する議論の有力な根拠であった。コッホは、炭疽菌が芽胞を形成することによって、感染動物の処理の仕方によっては、菌が土壌中に長期間生存し、持続的に動物に感染する事態を招くと考えた。彼は、加温ステージと呼ばれる器具を利用して、細菌の形態の変化を顕微鏡で直接観察している。炭疽菌の観察によって、コッホは、炭疽病の有効な防止策についても、現状の衛生手段では不十分であると考えるようになった。ブロックは、炭疽菌の芽胞形成と発芽といった、植物生理学的な「生活環」の考えと、感染動物とその血液の動物接種による発症といった医学的な「病因論」の考えが、コッホにおいて顕微鏡観察と動物実験を通じて結びついていると指摘している。おそらく、ドイツの大学におけるアカデミズムの強さと、医師が行政に関与することが多いために常に医師の念頭に置かれる公衆衛生上の問題意識が、コッホにおいてうまく結びついたものだろう。

コッホは、炭疽菌についての一連の実験と観察の結果を論文にまとめる前に、ブレスラウの植物生理学者の権威、フェルディナンド・コーンの意見を求めるのが妥当と考えた。ウォルシュタインの片田舎の開業医の実験と観察が本当に学術的に価値のあるものなのかどうか、不安に思ったのだろうとブロックは書いている。コーンは、自身が編集する雑誌の中で、細菌に関する一連の論考をすでに発表しており、細菌の生理学における権威であった。

コッホは、自分の実験と観察についての意見をもらうために出かけるのであるが、その際に実験道具と標本作成のために必要な動物一式を持参して、コーンの前で自宅の実験や観察を再現している。果たしてこうしたことが当時の医学者や植物学者の間での慣例であったのか、あるいは、コッホが片田舎の名も知れぬ開業医であったためにここまでしなければならなかったのかについては、ブロックは何も書いていない。しかし、シュリッヒという医学史家が、この問題を糸口としてコッホにおける顕微鏡写真の重要性を詳細に論じている。この点は少し面白い論点であるので、概略を説明しよう。

電気聴診器の開発の際には、聴診器で聞こえる音が一人にしか聞こえず、また、その解釈についても多分に主観的な判断が混じることが問題となっていた。顕微鏡でも同じ問題がある。顕微鏡のイメージは、同時には一人にしか見えない。音の聞こえ方が人によって異なるように、映像の見え方も人によって異なる。顕微鏡のような器具で、細菌のような微細な生物を観察する場合には特にそうであるようだ。コッホの時代の色消しレンズを用いた複合顕微鏡でも、観察者の視力や光の状況の影響によって、依然として目に見えるイメージを固定することは困難であった。こうしたことの反省は、目に見えたものをスケッチするという、当時顕微鏡研究で通常行われていた慣行についても、その価値に疑念を抱かせるようになる。たとえ自分が描いた物でも、実験が終了し、目の前に顕微鏡の映像がなくなってしまえば、どの部分が正確に見えたもので、どの部分が想像力で補ったものかは、判然としなくなる。それだけではない。顕微鏡観察は、コッホの時代にはすでにかなり複雑なステップが関連する一連の実験手続きとなっていて、この手続きのそれぞれのステップには、さまざまなやり方がありうる。出発点は、炭疽病で死亡した家畜の血液や組織であっても、そこから顕微鏡の映像にたどりつくまでに無数の分岐点が存在し、たどりつく映像は無限に相違しうるようだ。これが、顕微鏡を用いた細菌研究で論争が絶えず、互いに相手のやり方を批判しあうということが続いた理由である。

コッホは、炭疽症で死亡した家畜から組織を採取し、その一部を健康な実験動物に接種して、同じ症状で死亡するのを確認する。場合によっては、さらにその死亡した動物の脾臓を取り出して、次の家畜に接種を行い、こうしたことを繰り返すことによって、最初に死亡した家畜から採取された組織に含まれる病気とは関係のない細菌を弁別することができ、かつ、世代を重ねた後で細菌が別の形に変わらないかということも確認できるという。得られた細菌のサンプルは、動物の眼房水で、三〇－三五度の温度を保ちながら、通気性のあるガラス培養器で培養される。培養に適した温度を保つために、「平皿に湿った砂を盛り、濾紙片をのせてその上に平板培地を置き」、砂をケロシンランプであたためるために炎の高さを調節しなければならない。培養された細菌から顕微鏡観察（専門用語で鏡検というらしい）までの道はまだ遠い。カバーグラスの上に細菌液をのせて、まず乾燥させる。これによって細菌の運動を止め、固定でき、また数週間にわたって保存できる。乾燥によって他の汚染菌の混入も防止できる。乾燥したサンプルを鏡検するときには、水を添加し染色する。この染色にも対象によってさまざまな方法があるらしく、コッホはさまざまなアニリン色素を試している。色だけでなく濃度も重要であるという。染色した標本は、カナダバルサムのような樹脂で封入する。これでようやく顕微鏡にセットすることができるが、顕微鏡にはさまざまな種類があり、対物レンズもコッホが研究をしていた当時は、油浸レンズのようなイメージの分解能を高める新しい製品も登場した。これについては、後で述べよう。また、観察に用いる光も重要で、自然光を用いた通常の観察では十分な光量を確保できないことも多いという。コッホは、太陽が移動するにしたがって旋回するヘリオスタットという器具を使用している。後には、アッベが開発したコンデンサーを利用して細菌の微細な構造をうかびあがらせようとしている。こうした一連の手続きのどれもが、少なくとも当時の実験室医学ではほとんど標準化されていない。つまり、研究者はそれぞれ自分流のやり方でこうした問題を解決するわけである。この結果、顕微鏡観察には無数のやり方が発生する。こうした状況の中にコッホが導入した顕微鏡写真術という技法を置いてみれば、その意義は明らかになる、というのがシュリッヒのアイデアである。彼が特に依拠している一八八一年のコッホの報告書から、やや長文だがコッホの文章を引用しよう。

「一つの同じ対象についての理解が異なるのは、こうした対象が最初の観察者と二人目の観察者が見るのとでは異なって見えるということに由来するということについては誰も疑わないだろう。顕微鏡による観察では、二人の観察者が同時に同じ対象を見て理解しあうことはできず、問題の対象を順番に見るしかないということ、マイクロメーターをほんの少し動かすだけでも、バクテリアのような小さな対象は視界から完全に消えてしまったり、まったくことなった形や影をもったりするということを想起すべきである。それでも、見られた対象について理解し合うことは、その観察が同じ器具で、つまり同じ照明、同じレンズシステム、同じ倍率で行われた場合にはまだ可能ではある。しかし、顕微鏡のイメージが作り出される無数の条件が異なれば、たとえば、一方は狭い絞りで他方は広い絞りで、あるいは一方は弱い接眼レンズで、他方は強い接眼レンズで、あるいは対象の異なった標本作製の仕方や染色の仕方で、また対象がさまざまに異なった屈折率の液体中に固定されて観察などすれば、ある顕微鏡観察者には、その対象が全く異なっているように見えるとか、もっと太いとか細いとか光っているとかそうでないとか、あるいはまた、まったく見いだせないとか、その存在に疑問を呈するとかいうようなことが起こるのは全く不思議ではない」。

そこで、コッホはこうした問題に対するこの時代に利用可能な唯一の手段について述べる。「こうした観察エラーに際して、示唆した多くの可能性のどれを示すべきだろうか。観察者が同じ対象から異なった結論に導かれたのは、プレパラート作成かあるいは顕微鏡の扱いによるものだろうか。こうしたことを決するためには何らかの別の補助手段がなければ決してうまくいかないだろう。互いに論争する研究者は自分の考えにとどまり、医学はどちらを信じてよいかわからない。科学にとって有害で、際限もなく生じているこうした顕微鏡研究の弊害に対しては、ただ一つの救済手段があるだけである。それは写真術である。顕微鏡による観察対象の写真映像は、場合によっては、対象そのものよりも重要なものである」。

写真が顕微鏡研究における研究者の主張の根拠として用いられるまで、つまりコッホ以前には、研究者は、これほど異なった状況で作り出される主張について、二つの手段でコミュニケーションを行っていた。一つは、標本を相手に渡して観察してもらうやり方である。写真は「対象そのものよりも場合によっては重要」というのは、つまり、標本そのものを渡すよりも写真の方が確実であるという意味である。標本の場合には、相手がどのような条件でそれを観察するのかはわからない。互いに、同じ映像を見て、議論することも、指さすこともできない。議論を可能にするためには、コッホがコーンの研究室で行ったように、あらゆる道具と標本を持参し、その場で

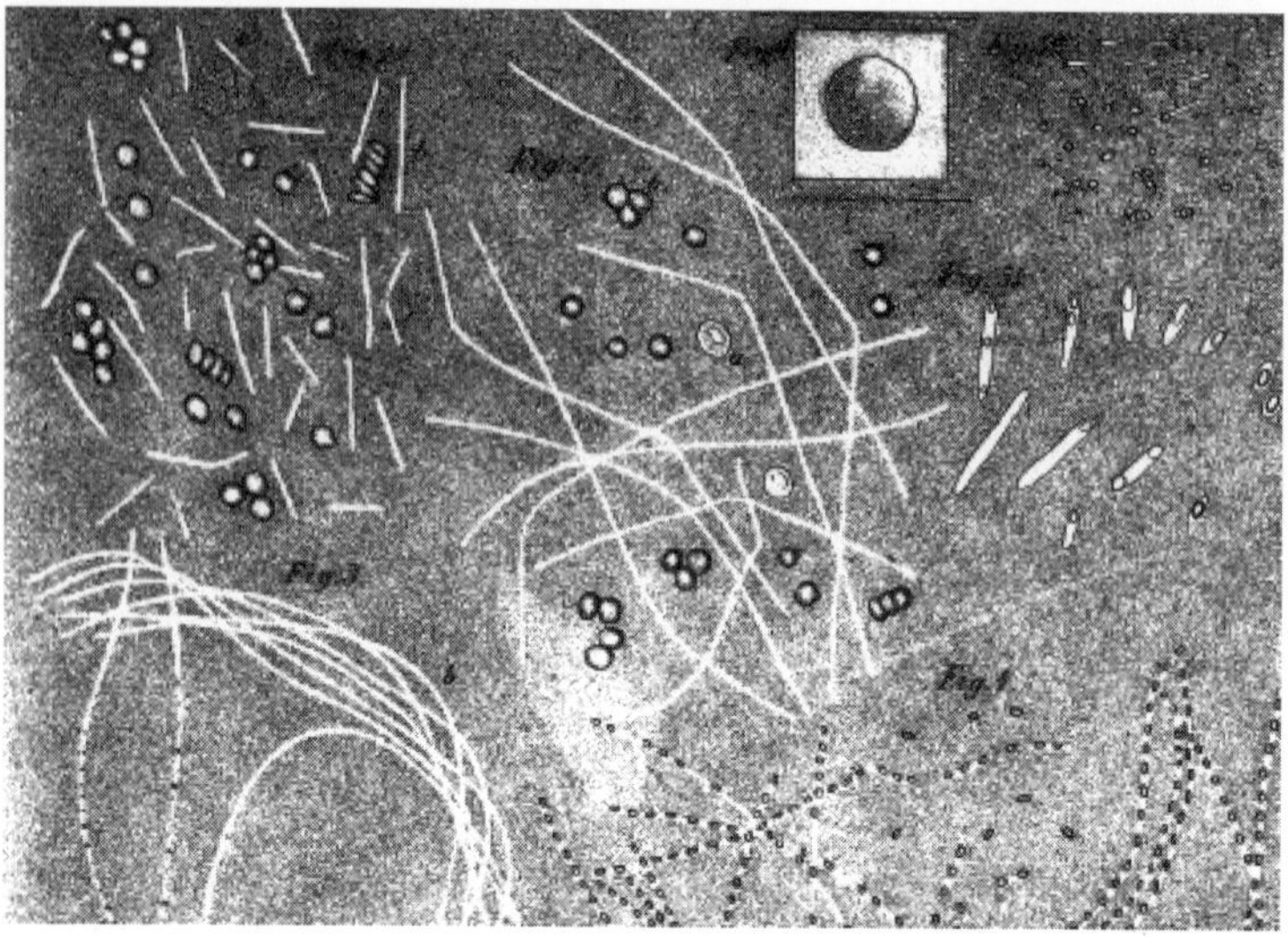

図 7–2. コッホによる炭疽菌の描画の一部（Koch 1876）

一枚の絵に異なる標本から得られた炭素菌や培養による変化を描いており、図 7–3 の写真と比較できる。

以下は Koch 1877 の 図解説明より抜粋。（図番号、記号は図中）「左上：Fig.1 ギニア豚の血液から採取された炭疽菌。炭疽菌は透明な棒状をなしている。a は白血球、b は赤血球。中央上：Fig.2. マウスから採取された炭疽菌。房水中で 3 時間培養後。糸状に成長し、3–8 倍の長さになり、部分的に折れ曲がっている。左下：Fig.3. 同じ標本の 10 時間培養後。右下：Fig.4. 同じ標本の 24 時間後。a 糸状の芽胞が等間隔に形成されている。b 多くの糸が解体し、芽胞が飛散している。右上：Fig.5. 芽胞の発芽。Hartnack 社 9 番イマージョンを使用してコッホが描いたもの、Seibert 社 8 番イマージョンを使用してコーンがえがいたもの。Fig.6. 炭疽菌の培養状況。実寸」

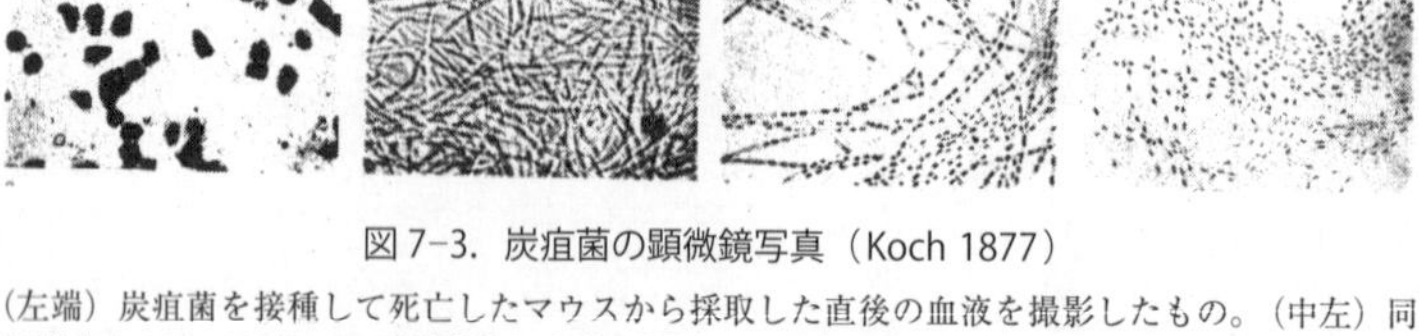

図 7–3. 炭疽菌の顕微鏡写真（Koch 1877）

（左端）炭疽菌を接種して死亡したマウスから採取した直後の血液を撮影したもの。（中左）同じ標本を 18 – 20 度で 24 時間保持した後に撮影。炭疽菌が成長し、血球を圧迫している。（中右、右端）炭疽菌が糸状に成長し、芽胞を形成している様子。

実験を実施するしかないのである。

もう一つの手段は、描画である。ほとんどの顕微鏡研究論文は、描画を含んでいて、これが観察者の主張を裏付ける証拠の一つと考えられていた。しかし、コッホは、描画について次のように主張する。

「描画の場合は、決して、見られたものに忠実であることはない、見られたものよりも常にそれはきれいで、明確な輪郭をもっており、強い陰影を与えられる。顕微鏡研究の描画を公表したものは、自分が見たものの証明力についての批判などはほとんど考慮することはない。というのは描画は、意図せずして、著者の主観的観察の中で描かれているからである」。

描画は主観的であるという議論は、やや補足が必要かも知れない。たとえば解剖図などは、今でも写真を用いず描画である。しかしだからといって解剖図は主観的であるとはいわれない。逆に、見られたものを忠実に再現していけば、解剖図は解剖された個体の図となり、その意義は全く違ったものになる。描画は、観察されたものの記録というよりは、解剖学的知識の視覚的表現と呼ぶ方がふさわしい。その限りでは客観的である。しかし、一定の知識が共有されておらず、各自が異なった知識と理論を標榜する場合には、さまざまな解剖図が得られることになるだろう。コッホが問題にしているのは、こうした状況である。競合する知識や理論が争う場で、それぞれが描いた図を持ち合って議論するのは得策ではない。それらはそれぞれの知識や理論を背景にして描かれているため、証拠力を大幅にそがれているからである。だから、描画に代えて写真を証拠として提出すべきだという。写真を提出することで、研究者は自分自身の知識や理論に対してより強いコントロールをかけることができる。彼や彼女は、写真に写った映像によって、自らの仮説と理論に疑問をもつことができる。これが、写真のもつさらに重要な効用であるとコッホは述べている。

しかし、これにはもっと複雑な問題もある。顕微鏡映像の写真を得ることは、コッホが詳細に解説しているように、顕微鏡観察をすることよりもっと複雑な状況を調整する必要がある。細菌のよい写真を撮ることは、単に観察するよりも、多くの困難が伴う。だからこそ、コッホ以前にはそうした試みが実現しなかったわけである。しかし、いったん、証拠としての写真の威力が認められ、顕微鏡と写真術双方の技術がこうした問題について容易に解決できるような方向へ発達しはじめれば、顕微鏡写真は、従来顕微鏡学者が、依拠してきたさまざまな技能（観察、描画、立論）に取って代わり、一つの強力なパラダイムを形成するかもしれない。

科学史家のダストンとガリソンは、一九世紀末から科学界で頻繁に利用され始めた写真術の科学への影響について、こうしたイメージ技術が「機械的な客観性」（写真は嘘をつかない）を産出し、それによって在来の知識や技能への深刻な脅威となったと述べている。特に、エックス線写真は、臨床医がベッドサイドで慎重な診察によって獲得する知識に対して、イデオロギー的な影響を及ぼしたという。つまり、写真こそは、客観的で正確な証拠であり、それ以外の知識や情報は主観的な思いこみにすぎないというような社会的印象を引き起こしたのである。顕微鏡写真が果たしてそこまでのパラダイムとなったのかどうかは、私には判断しがたい。いわゆる「コッホの要件」と呼ばれる、細菌を病原とするための一連の手続きの中に顕微鏡写真は含まれてはいないが、パスツールの微生物学とコッホの細菌学を比較した場合には、コッホの細菌学では、顕微鏡による形態学的な同定がより大きなウェイトを占めているとは、一般に指摘されている。パスツールが感染症に対する免疫という生体の反応を重視したのに対して、コッホは病原体が観察される媒体、特に水の改善を重視した点も、ブロックは、その背景にフランスにおける個人、ドイツにおける国家という重点の相違を指摘しているが、ワクチンの接種も結局は公衆衛生上の重要な施策と考えれば、細菌学の方向性にはミクロな形態学を重視するコッホの姿勢が影響していると考えることができる。この方向性に決定的な影響を与えたのはやはり顕微鏡写真ではないだろうか。

顕微鏡の開発と市場

コッホの顕微鏡写真は一八七七年の論文で公表されるが、このときに彼が利用したのはウェッツラーにあるザイベルト社の顕微鏡である。彼は、何度もザイベルト宛てに手紙を書いて、最適な器具を入手しようとしている。翌年彼は、イエナのツァイス社にカール・アッベを訪問し、まだ販売されていなかった油浸（oil immersion）レンズを入手している。ツァイス社は、当時はまだそれほど著名な会社ではなく、物理学者であったアッベを迎え入れて、光学上の種々の問題を理論的に解決することで、自社の製品の改善を図ろうとしていた。周知のように、この戦略は大変な成功を収め、アッベは、顕微鏡に関する光学においてもっとも著名な研究者となり、ツァイス社は、ヨーロッパで最強の光学機器メーカーにのしあがった。コッホの成功は、部分的にはアッベとツァイス社に依拠しており、同時にツァイス社の成功は、広い目で見れば、コッホらが開拓した細菌学と公衆衛生の革新に依拠するところ大であった。こうした問題について、以下では一九世紀における顕微鏡の開発とその市場の動向について見ておこう。

顕微鏡や望遠鏡のような光学機器には、レンズを通過した光線が、正確に一点で焦点を結ばずに、光線が焦点の前後に分散することによる像のボケやゆがみが生じることがあり、これを「収差（aberration）」と呼んでいる。収差にはさまざまな種類があるが、顕微鏡で問題となるのは、二つの収差で、一つは、レンズに入る光がさまざまな色の光である場合、光の波長によって屈折率が異なるために生じる「色収差」である。もう一つは、レンズが球面をしているために、中心から遠く離れた球面で生じる「球面収差」である。これを防ぐために、クラウン（凸）レンズとフリント（凹）レンズを組み合わせたり、レンズではなく鏡を用いたりする。

さて、顕微鏡で観察する対象が細菌のように非常に微細なものになると、顕微鏡の倍率をあげても、その形や構造が明瞭に識別できないという問題が起こる。倍率を上げれば微細なものが見えるわけではなく、ただ映像が大きくなるだけで、対象物を識別できない（これを専門家は「ばか拡大」などというらしい）。イギリスのジョセフ・ジャクソン・リスター（外科殺菌術を考案したジョセフ・リスターの父）は、一八二〇年代にこの現象がレンズの開口径と関連することを発見し、対象物の識別力（解像度）を向上させるためには、対物レンズの開口径を広くとらなければならないと主張した。対象物の微細な構造の情報は、対象物にあたった光線が起こす回折現象の情報に依存する。対象物を透過してまっすぐにレンズに侵入する光線だけでは、その輪郭の情報は得られない。対象物が微細であればあるほど、対象物の境界を回り込む回折は短い波長の光で発生し、短い波長の光は回折も大きく、回折した光線は対象物の位置から大きく屈折する。対象とその境界の情報を得るためには、この屈折した光線をレンズに取り込む必要があり、そのためにはレンズは対象に対して十分に近いか、あるいはその開口径が十分に大きくなければならない。

さらに、対象物とレンズの間には、スライドカバーと空間があり、対象物から出た光線は空気中に進入すると屈折率が変わる。レンズに進入すると再度屈折率が変わることになる。直進していればレンズに取り込まれるべき光線は、空気中で屈折するためにレンズに取り込まれず、その分対象物の境界についての情報は失われる。そこで、たとえばレンズやスライドカバーと同じ屈折率をもつ媒質でスライドカバーと対物レンズの間を充填すれば、光線は直進し、より多くの回折光線がレンズに取り込まれるようになると考えられた。液体でこれを埋めるものを液浸（イマージョン）レンズと呼び、水や油が使用された。この原理は、一七世紀にロバート・フックが指摘したとされるが、顕微鏡で実験されるのは、一九世紀になってからである。一八四〇年にイタリアのアミチが、収差補正を目的として、油浸レンズを作成したが、スライドを油に浸すことに一般の抵抗が強かったので、水に浸したレンズを採用したという。その後水浸レンズのアイデアは他の諸国に広まり、ターナーが作成した一九世紀の顕微鏡解像度の推移グラフ（二三〇頁、図7－4に後述）に見られるように、徐々に通常のドライ・レンズの性能を上回るようになった。エルンスト・アッベは、シーダーオイルなどを利用して、レンズと同じ屈折率の媒質で標本からレンズまでの空間を充填する「均質液浸レンズ」を開発し、これがコッホの細菌観察に利用されるようになった。

一九世紀における顕微鏡のこうしたイノベーションと改良は、顕微鏡の解像度の飛躍的な向上をもたらしたが、こうしたイノベーションは、また顕微鏡の市場の拡大と量産システムと連動し、従来、富裕なアマチュアと一部の研究者に使用される高級顕微鏡と趣味と娯楽のための安価な顕微鏡に二分されていた市場を、医学研究と臨床のための職業的ツールの市場へと変貌させていった。このことが、顕微鏡の映像がもたらす社会的印象にも重大な影響を及ぼしたと考えられる。

顕微鏡史家のターナーによれば、顕微鏡や望遠鏡のような光学機器の市場は、一九世紀初頭まではロンドンに集中していた。しかし、趣味と専門家のための光学機器市場は、ロンドンではすでに飽和状態にあり、さらに、イギリスの重いガラス税が市場の発展を抑制したという。良質のガラス製造は次第に大陸諸国に依存するようになり、光学機器についても、ドイツのフラウンホーファーによる改良がイギリスの機器よりも一世代先を行くようになる。これが一八一〇年代の状況である。ところが、一八二〇年代にリスターの研究が公表され、顕微鏡の倍率を上げながら解像度を向上させる可能性が開かれると、ロンドンのメーカーによるイノベーションが相次ぐようになる。ロンドンでは、さらに、一八三九年にロンドン顕微鏡協会が結成され、顕微鏡の改良と顕微鏡を用いた研究を組織化していった。ターナーは、一八四〇年にロンドンで活動する光学機器業者のリストには、一〇の製造業者を確認でき、そのうち三つ、ロス、スミス、パウエルが、もっとも優秀な製造業者で一九世紀を通じて活動することになると指摘している。特にパウエル社の後継にあたるパウエル＆リーランド社は、一九世紀を通じてもっとも精巧で高価な研究者向けの顕微鏡を製造するようになる。

図７－４は、ターナーが作成した、一九世紀における顕微鏡の解像度の向上を示すグラフで、これを見ると、一九世紀末にいたるまで、イギリスの顕微鏡メーカーがドイツのメーカーを性能において圧倒していることがわかる。一九世紀初頭に、ドイツやフランスのメーカーに追いつかれたイギリスのメーカーは復活して、世紀の後半までその優位を保っていたわけである。少なくとも細胞説と実験室医学の発展期には、イギリスの顕微鏡メーカーは、ドイツのメーカーよりも優位にあった。一八五一年にロンドンで行われた万博（いわゆる水晶宮博）には世界中のメーカーが製品を出品したが、イギリス以外のメーカーは、いずれもその性能においてロスやスミスな

どのメーカーに及ばなかったという。ドイツのメーカーでは、フラウンホーファーが活躍したウッツシュナイダー社の後継にあたるメルツ社が出品したのみであった。

ドイツでは大学の医学部を中心に顕微鏡の需要は拡大し、教育用の顕微鏡にとって価格は重要な問題であった。ヘルムホルツは、先に引用した回顧の中で、当時まだ顕微鏡は高価であったと付け加えているが、いくつかの文献を見ると、一八二〇年代後半から一八三〇年代前半に製造された顕微鏡はほぼ一台が一〇〇ターラーほどで、価格は特にドイツの顕微鏡製作者の台頭によって急速に下がりつつあった。一八四二年にボンのマイヤーが顕微鏡を購入するために二〇〇ターラーの特別研究費を受領したことについて、クレーマーという研究者は、五－八台程度の顕微鏡を購入

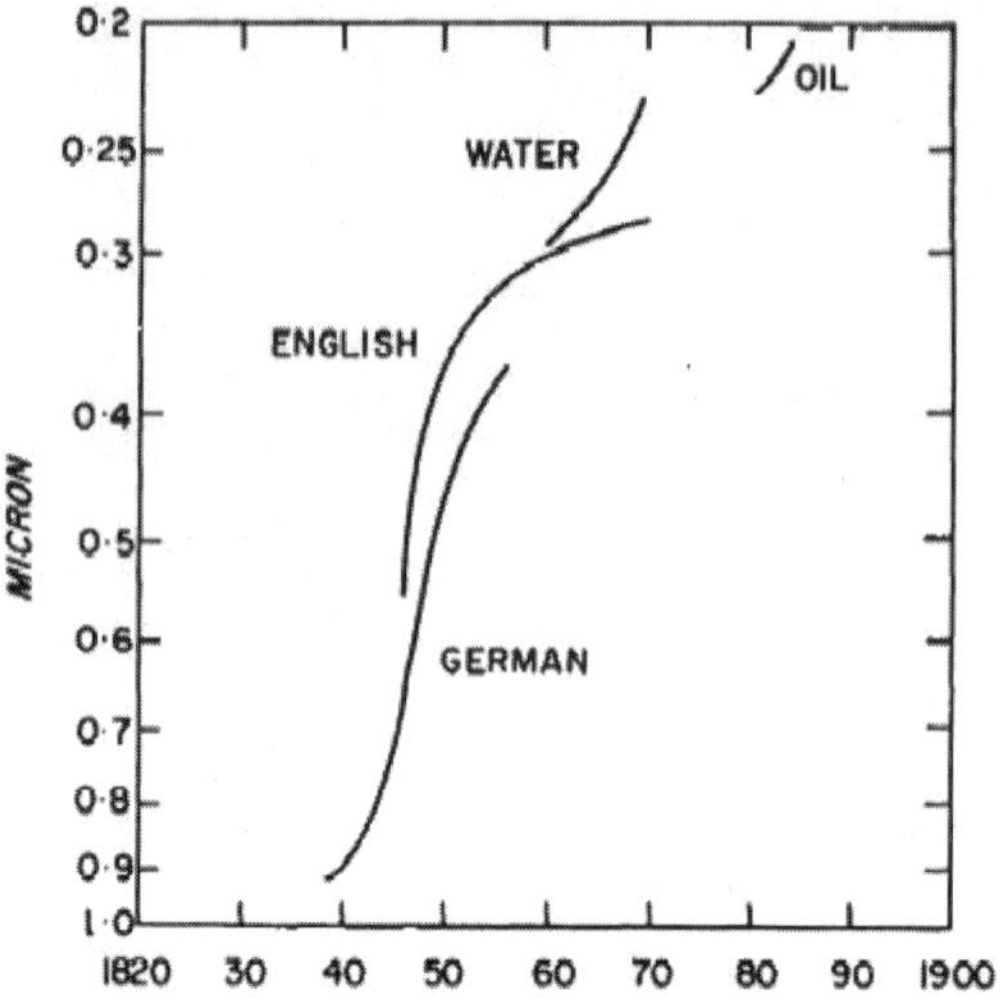

図 7–4. 人工的テスト標本を用いて測定した 19 世紀の顕微鏡解像度の向上（Turner 1980: 173, Fig.10）

解像度の座標（マイクロン）は対数。もっとも精度の高い顕微鏡について、信頼できる資料から得られたデータを元にターナーが作成（Turner 1980: 173）。ドイツ製の顕微鏡に対してイギリス製の顕微鏡が常に解像度で優位にあることがわかる。「WATER」と「OIL」はそれぞれ、「水浸レンズ」、「油浸レンズ」を意味し、従来のドライ・レンズに対してこれらの新しいタイプの対物レンズの解像度が高いことがわかる。

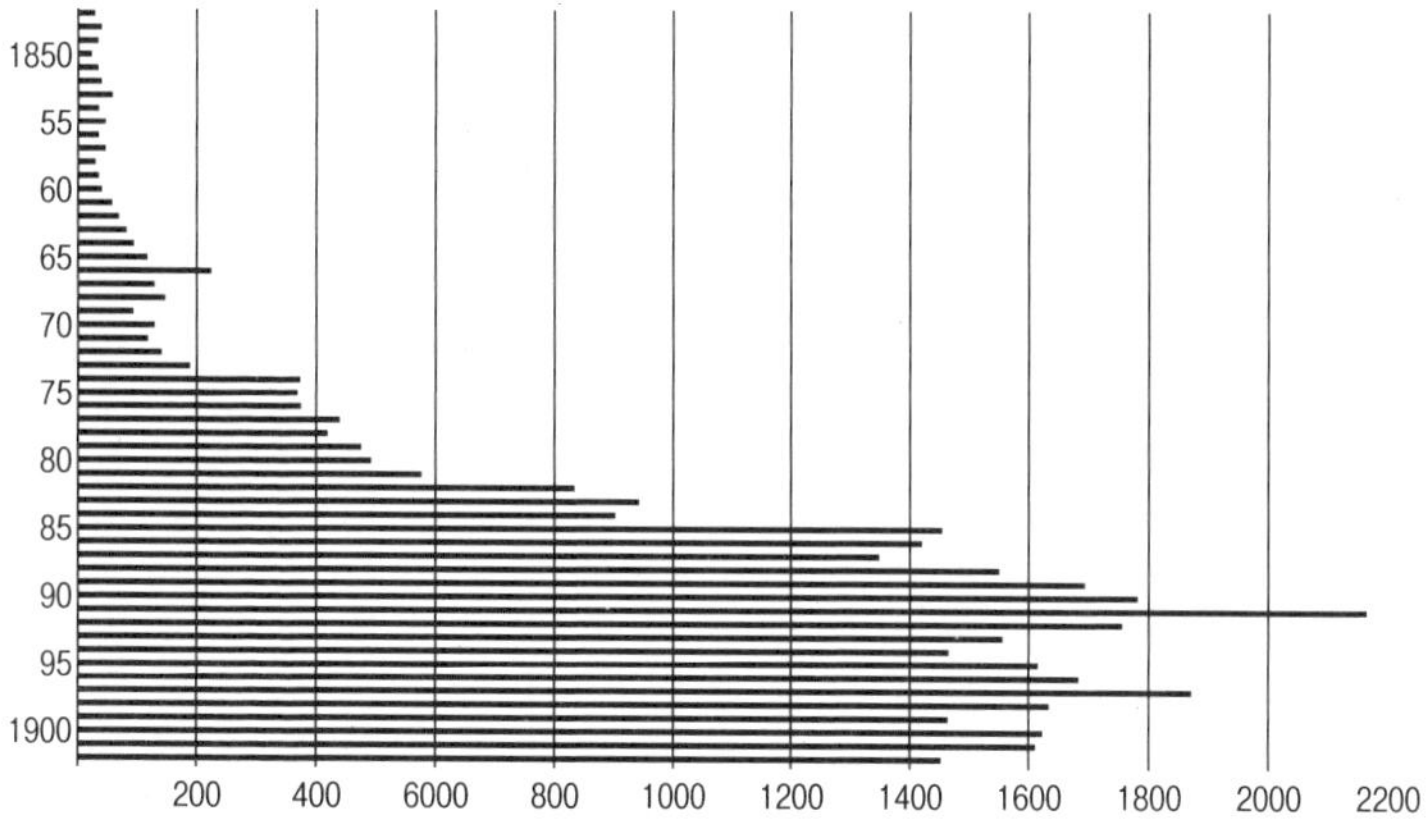

図 7-5. カール・ツァイス社の顕微鏡年間販売台数 1847-1902 年
（Turner 1989: 14）

できたのではないかと推測している。彼の推測を妥当とするなら、顕微鏡は当時一台二五－四〇ターラー程度で購入でき、これはマイヤー自身の年間報酬の一〇－二〇分の一にあたる。月給一ヶ月分というところか。これを安いとみるか、高いと見るかは判断の分かれるところだが、少なくとも学生の教育用として購入できない高額の器具ではない。

さらに、一九世紀の最後の四半世紀に、ドイツのメーカーツァイスと研究者のアッベが共同で新しいタイプの顕微鏡を開発し、コッホらの細菌学の発展に関与するようになると、顕微鏡の需要は急拡大し、ドイツのメーカーはこの状況に応じて、顕微鏡の大量生産を開始した。一九〇〇年までに主要な顕微鏡メーカーが生産した顕微鏡の累計台数は、ライツ（独）五五〇〇〇、ツァイス（独）四〇〇〇〇に対し、ロス（英）六〇〇〇、R&J Beck（英）二〇〇〇〇である。

ターナーは、「一九世紀末には、大量生産技術を携えたドイツ企業との競争が、パウエル&リーランド社の売上に影響し始めた。顕微鏡と顕微鏡研究の発展にプロフェッショナルな研究者よりも多くの貢献をした富裕なアマチュアの時代はこれをもって終わりを告げたのである」と述べている。「モンスタースープ」のイメージは次第に後退し、顕微鏡は、工業社会における公衆衛生と臨床医学にとって不可欠の実験室器具となっていった。

顕微鏡と臨床

一九世紀前半、ヨハネス・ミュラーは、ガン細胞の顕微鏡観察への道を開いたが、顕微鏡観察は診断の役には立たないと断言している。彼は、良性と悪性の腫瘍の種々の形態を顕微鏡や化学分析によって選別した後、こうした特徴は、裸眼や素手で確認できる特徴と関連づけることができるとしている。しかし、「実際には、腫瘍の診断がこんな微妙な方法にもとづくことは不可能であることは明らかだ。診断目的には、特別な才能も技能も必要としない容易に見わけのつく特徴が確立されなければならない。だから、顕微鏡や化学分析には、医学の診断の手だてとなることを期待することすらできない。こんなことが可能になるのを願ったり想像したりすることはばかげているだろう」という。つまり、診断には肉眼で十分で、顕微鏡は不要なのである。ミュラーの腫瘍研究を詳細にあとづけたラザーらは、細胞説を腫瘍の研究に最初に応用した人物が、顕微鏡には腫瘍を日常的に診断する場での居場所はないと確信したのは歴史の皮肉であると述べている。

フィルヒョウは、たとえば、検死解剖などでは、顕微鏡観察が重要な手がかりを与えると主張しているが、彼も、顕微鏡観察が従来の診断術にとって代わるとまではいっていない。一八四七年に書かれた「顕微鏡研究による病理学と診断学の見方の改革」の冒頭で、彼は概略次のように述べている。細胞説によって一躍注目を浴びた顕微鏡研究は、短期間で他の幾多の発見がたどる道を経験した。当初は驚きをもって迎えられた顕微鏡研究も、徐々に大多数の医師にとってはその信用を失い、顕微鏡学者は敬して遠ざけられるようになった。彼は、顕微鏡は医学に新しい公式をもたらすと信じていたが、しかし、「その場合にも、千年の長きにわたる経験によって確認されてきた事実を葬り去るのではなく、新たな発見にしたがいながら時代に即して編成されるべきである」としている。こうした穏健な改革が、「顕微鏡による真の「自然な」医学の改革」となるとしている。これによって初めて、顕微鏡は、「実践と臨床のあらゆるさまざまな要求に応え、狭量で見当違いな前提の上で顕微鏡に求められてきた診断上の意義を、顕微鏡がそれ自体ではもたないことを十分に補うものになるだろう」。つまり、あれほど顕微鏡の研究上の、また教育上の意義を強調したフィルヒョウも、顕微鏡が診断術に革命的な変化をもたらすとまでは断言できなかったのである。

一八五四年にイギリスの顕微鏡学者ライオネル・スミス・ビールは、「臨床医学への顕微鏡の応用」という論説を書いている。この中で彼は、今日、聴診器の臨床医学上の価値を疑う者は一人もいない、これを用いない医師は公衆から不信の眼を向けられるリスクすらある、ところが、顕微鏡は聴診器の十倍も重要な道具であるのにこうした状況にはほど遠いと嘆いている。顕微鏡は、少なくとも一九世紀中葉までは、学術的な意義や医学改革のシンボルとしての意義を認められながらも、臨床現場での有用性については、疑問符が付されていたのである。

こうした状況は、一九世紀の最後の二〇年間には劇的に変化したように見える。前に示した図7－5（二三一頁）を見てみよう。ツァイス社の生産台数は、アッベが技術者としてかかわるようになる一八七〇年代後半に急増している。その後、一八八〇年代前半にはさらに急増し、一八八一年から一八八五年までの五年間に三倍弱になっている。ライツ社の生産も、一八八〇年には年間三五〇台であったのが、一八九〇年には二四〇〇台、一九〇〇年には四〇〇〇台、一九一〇年には九〇〇〇台に達している。コッホが最初に顕微鏡を注文したウェッツラーのザイベルト兄弟社についても、一九世紀末にはその生産台数を急増させ、一九〇〇年に累計一万台、一九〇七年には累計一〇万台を超える。パウエル＆リーランド社のような優秀なイギリスの顕微鏡メーカーが、新興のドイツ・メーカーに圧迫されたのは、ドイツのメーカーがもつ大量生産技術によるものだというターナーの指摘を信じるとすれば、急拡大する顕微鏡市場が一九世紀末に出現したということである。これほど大量の顕微鏡は、どこに売られたのだろうか。ターナーが指摘するように、それは富裕なアマチュアや、ごく一部の専門家や、あるいは顕微鏡研究を趣味とする上流階層の婦人たちではなく、多くは、医療機関、行政の保健機関、大学、植民地の行政機関に配備されていったと考えるのが妥当だろう。コッホを熱狂的に歓待する各地の医療機関や大学には、細菌学のシンボルである顕微鏡が備えられていたことは想像に難くない。

しかし、果たして顕微鏡のこうした普及は、臨床現場に顕微鏡を根付かせたのだろうか。聴診器や注射器などと並んで、医師の診察室には必ず顕微鏡が備えられるようになったのだろうか。開業医のオフィスには常に顕微鏡がそれとなくおかれるような時代があったのだろうか。少なくとも医学教育の一定の段階では、たしかにほとんどの医学生は顕微鏡をのぞき込み、見られた映像について解釈をするような訓練を受けるようになっただろう。解剖学、生理学、病理学、細菌学、血液学などの実験で顕微鏡が用いられないということは、遅くとも二〇世紀にはありえないだろう。また感染症を含む患者を多く抱える病院が細菌検査をそのラボで行うようになっていったこともおそらく疑う余地がない。こうした場所には、顕微鏡は急速に浸透していったことは疑い得ない。でなければ、あれほどたくさんの顕微鏡の行き場所が他にあるだろうか。しかし、大学で教育を受けたり、病院のラボで顕微鏡を使用したりした医師たちは、こうした習慣を日常の診療活動の現場に持ち込んだのであろうか。

少なくとも、二〇世紀の最後の四半世紀に入るまで、どの国でも依然として医療現場のマジョリティーを占めるのは開業医の診療所であるが、顕微鏡は、このレベルまで浸透したことはなかったと私は推測する。なぜそうかといえば、顕微鏡は聴診器とは異なり、その周辺の技術との関係が依然として複雑である。コッホが、コーンに見せるために持参した道具・標本のリストをみただけで、医師が往診に持参できるようなものではないことがわかる。無論、技術は進歩し、標準化されたキットが手続きをはるかに容易にするに違いない。しかし、聴診や打診をするように患者の血液や体の一部をその場で採取して検査する医師は、皮膚科の医師などごく一部の専門家である。コッホも、細菌の研究をしている間はほとんど患者を診ていない。聴診術のパイオニアたちが、その研究のために患者との接触を必須としたのとはかなり状況が異なる。細菌学者たちは、もちろん細菌のサンプルをとるために、特定の感染症患者を必要としたが、それは場合によっては動物でもよく、またいったんサンプルが得られれば、継続的に患者を診察したりする必要はない。それよりもむしろ、培養のために細菌の方と長くつきあわねばならない。病理医と呼ばれる人たちが徐々に臨床の現場から離れていき、ラボの中に閉じこもっていく理由である。もっとも、最近になって、ポイント・オブ・ケアという合い言葉でいわれるように、臨床検査技師が患者のそばに出向くことに重要な職業上の意義を見いだすことはあるのだが…。少なくとも、アメリカでは、病理医学会ができたころには、病理医たちは、臨床医や患者たちから、ワッセルマンテスト（梅毒の検査）をやる技術者のように見られることを回避するためには、もっと患者の近くにいかなければならないと真剣に考えていたくらいである。顕微鏡と病理医は、二〇世紀のかなり早い時期に、ラボの中に引きこもることになった。

この点について示唆的なのは、血球測定検査についての、医療史家ハウエルの記述である。ハウエルは、アメリカの病院のラボでは、血液の顕微鏡検査が一九世紀末以降次第に日常化していったと指摘している。血液を顕微鏡で観察する伝統は病理学の中にあり、特に白血球の数と炎症の関係は早くから注目され、血球測定という検査メニューを生み出した。特定のグリッドの中にある血球を数え上げるのであるが、周知のように、二〇世紀初頭の米国医療は、科学的医療の台頭とその社会的イメージの急速な上昇に彩られている。X線装置や心電図装置と並んで顕微鏡はこうした動きの一つのシンボルであった。ハウエルは、一八九四年に、臨床医学における血球測定の日常的利用を呼びかけた医師の論説を紹介し、さらに、開業医や医学生が持ち運べるようにコンパクトに作られた顕微鏡の存在を指摘している。にもかかわらず、血球測定が一般の診療活動に普及したという証拠はほとんどないと彼は述べる。理由はさまざまに考えられる。血球測定技術を習得するために要する時間と費用、実際に検査を実施するのに要する時間と手間、そして実施に必要な道具一式、患者から血液を採取することへの抵抗、等々。医学的な有効性が示されても、日常の診療活動に普及しない医療技術は無数にある。顕微鏡を用いた血球測定はその一つにすぎない。ハウエルはさらに、こうした検査を日常の診療活動で実施する必要はないと考える医師の中には、臨床医として著名な医師が何人もいる点を重視している。心電図の臨床への応用を提唱したイギリスの心臓医トーマス・ルイスや、心臓不整脈研究で著名なジェームズ・マッケンジーも、心電図は研究や教育には有用としながらも、日常的にこうした器具を使用して診療することに疑問を呈していたそうだ。彼らは、熟練した医師はこうした器具なしでも十分に重要な臨床上の情報を得ることが可能であると考えている。同様に、血球測定についても、研究上有用であるが、熟練した医師には、臨床上は、必ずしも必要ではないという意見があるという。これには、二つの問題がからみあっている。一つは、有能で熟練した医師は、こうした大がかりで複雑な器具と面倒な手続きを必要とせず、自分の経験と五感で判断できるという、いわば、人間の医師で十分であるという考え。もう一つは、有能で熟練した医師は、こうした機械化された器具を使うべきではないという、いわば、機械に頼ってはいけないという考え。作業があまりにも単純なためにロボットを人間に置き換えたという第2章の話を思い出してしまう。

病理医の技能についても、ハウエルは次のように指摘している。

「もし血液検査が単なるテクニカルなスキルであり、容易に見分けられる細胞の単なる計算であるとすれば、そうした経験技能は価値を低下させられるだろう。その上、血液検査が単なる数字、たとえば赤血球の数字であり、その数字が、ヘマトクリット遠心器がやるように、おそらく経験のない助手によって空中で血液をふるというだけで得られるものであるなら、病理医の技能はさらにその重要性を減じることになるだろう」。

実際、血球測定のような技能は、後にはフローサイトメトリー法（標識をつけ流体中に分散させた細胞を光学的に分析しその数を計算する装置）によって完全に機械化されている。

ともあれ、顕微鏡は臨床医の手元には残らず、ラボと病理医の世界にとどまった。ラボの世界と診療の世界がある程度分離されたことは、医療にとってはよいことであったと私は思う。それによって、臨床医は、患者にとっての技術者であったりデータの管理者であったりする圧力からある程度まぬがれることができたし、患者は臨床医の背後に隠れている融通の利かないラボや医療機器と直接やりとりせずにすみ、人間の医師とあれこれ交渉することによって事態をやり過ごせるという、昔ながらのやり方を維持できたのである。今でもわれわれは、医師と交渉することで、何とかなると漠然と考えているし、それは病人にとっては重要な支えである。

8

エピローグ
——器具のパラダイス・器具のパラダイム

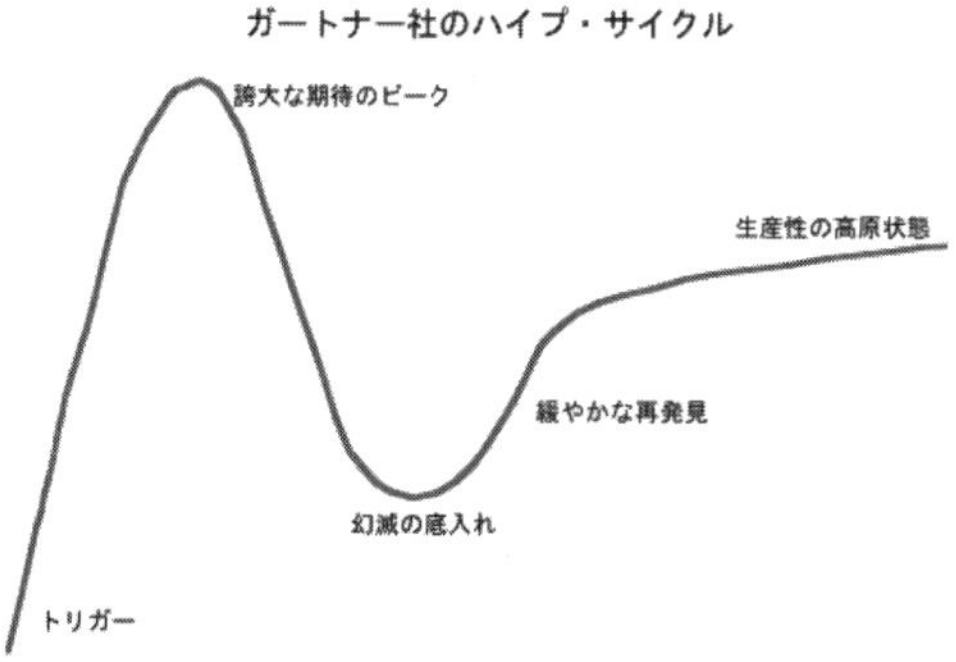

「ハイプ（誇大）サイクル」情報技術についての研究やコンサルティングを行うガートナー社が、一九九五年以来提唱しているテクノロジーの社会的受容を特徴づけるサイクル。これによれば、新しい技術は、グラフに示したような五つの局面を経過して安定へと向かう。（http://www.gartner.com/pages/story.php.id.8795.s.8.jsp を参照し、図は著者が作成）

インストルメンテーション

　科学史では、一九七〇年代後半以降次第に科学で用いられる実験器具や測定器具に関心が集まり、「インストルメンテーション（器具導入、器具使用）」という言葉が頻繁に聞かれるようになったが、この言葉は医療や科学の現場から出てきたものだ。医療では、一九六〇年代からこの言葉が論説などで頻繁に使われるようになっている。一般的には、これまで手作業でやっていたものや、人間の作業ではできなかったような作業を器具や装置を導入して行うことを指し、特に計測の分野では頻繁に使われる用語である。米国では、急速に進展する器具や装置への依存について、従来の医療専門職では対応できない問題が浮上し、専門誌上でも、いろいろな議論が登場している。二〇世紀後半は、医療における器具の使用が飛躍的に高まった時代で、五〇年ほどの間に病院や検査ラボは医療機器・検査機器でうめつくされるようになったといっても過言ではない。残念ながら、病院全体の機械化の趨勢を示すような統計データはみあたらないが、ウェブ上にも公開されている、各地の病院が所有する高度医療機器の一覧などをみれば、どれひとつとして五〇年前に存在したような装置がないことがわかる。

　米国では、臨床化学学会が設立された一九五〇年代では、まだ検査作業のほとんどは手作業だったが、二〇年ほどの間にほとんどの作業が機械や装置に依存するようになったという記事がある。それによると、初期には遠心分離装置などは一台しかなく、一回にこれにセットできる試料は八個だというから、一日にこなせる検査は数十とかせいぜい百くらいのオーダーである。これくらい制限されていると、どうしても測定しなければならないようなものしか測定できない。しかし、分離装置が高速化したり、一度にセットできる試料の数が十倍に増えたりすると、こうした技術的制約が一時的に解除され、検査の件数は急増する。これ以上、能力をあげても需要がないというような、いわば飽和点に達すると、今度は、それに関連する別の物質を測定したいと臨床医はいい出す。つまり、一つの測定物質がおかれているコンテキストを確認したいというが、これにはやはり技術的制約があり、ここでもまた何らかのイノベーションが誘引される。技術的制約が解除されると、またまた飽和点に達するまで検査能力が引き上げられる、といった具合に、次から次へと機械化の連鎖が起こるのだという。こうしたサイクルは、機械化が進行するあらゆる場面で生じる。検査の項目が増加し、臨床医に押し寄せるデータの種類が増え続ければ、医師は、そうしたデータを管理し、そこから診断や治療方針を下すために、情報処理プログラムを必要とするようになるだろう。電子カルテや判断支援ソフトの必要性は、医療の機械化がもたらす連鎖の一環である。

「インストルメンテーション」に関する専門誌上での論説を見ると、科学史家や医学史家にとっては、興味深い指摘がたくさんある。たとえば、医療器具についての最近の研究で、特に注意が払われている器具とスタッフの関係や社会制度との関係なども、現場では早くから指摘されている。レントゲンや心電図やエコーなどの装置の普及を追跡した歴史家は、これらの装置を扱う専門家の養成や、それを受け入れるための社会制度の整備などに注目しているが、こうした問題は、たまたま当事者がうまく解決したというわけではなく、当初からかなり明確に意識されて整備されていったようだ。一九五七年の全米研究評議会のレポートには、急速に進行する生物医学研究における機械化のプロセスをサポートするためには、医療現場や医学研究の現場にこうした機器の専門家を配置するか、逆に医師をこうした問題について教育することが必要という提言がされており、同時に、そうした新しい職種の社会的地位の問題についてまで言及されている。臨床ラボの検査技師、放射線治療やレントゲン検査での放射線技師、超音波検査の超音波技師など、普及に成功した器具や技術の多くは専門家の養成をともなっている。医療や科学における器具の普及に、こうした器具に関する専門家集団の形成がどの程度の影響があるのかという問題は、科学史ではまだ本格的に検証されていないが、重要な問題の一つであると思う。というのは、個人の自発性や創造性を重視する、狭い意味での科学者集団では、現代科学の重要な特長である標準化やデータの品質管理といった問題は、ともすれば二次的な問題になる傾向があり、これが、科学的「事実」の「客観性」をしばしば拘束してきたからである。顕微鏡で観察された細菌も、別の研究者が使用する別の顕微鏡で観察すると、全然違うように見えるというようなことが長い間細菌学への信頼性を損なってきたように、多くの科学者は実際には他人が行った実験や観察を厳密に再現したりしないものである。コッホは、顕微鏡写真を利用することでこの問題をクリアしようとしたが、もちろん別のやりかたもありうる。別のやり方というのは、顕微鏡による観察を専門家集団にゆだねて、彼らの間で標本の作製から、顕微鏡の設定、観察の方法にいたるまで標準化された方法を確立させることである。顕微鏡を扱う専門家集団は形成されなかったが、心電図やレントゲンなどはこうした専門家集団を形成した。これによって、器具そのものやその扱い方について、つよい標準化への圧力が働き、これらの器具を用いて生産されるデータの「客観性」が保証されるようになる。ハーゲストという臨床技師が、医療の器械化に際して生じる問題として次のような指摘をしている。

「おそらく、誤解の第一の原因は、医療のあらゆる領域にいきわたっている誤った考えにある。よりよいレベルの患者へのケアは、ケアの提供に器具が関与することによって得られるという、基本的な想定がある。こうした誤解は、明らかにまったく間違ったものである。器具の導入は、装置を理解し、期待した結果が得られない場合にどのように対応すればよいかを知っているスタッフによって、十分な知識をもって選択され、適切に管理され、それが当該の問題に適用できる場合にのみ、患者へのケアを向上させるものである。こうした要件が一つでも欠ければ、患者の健康は危険にさらされるだろう。機械化の最適な利用は、医師であれ、看護師であれ、あるいは技師であれ、ユーザー側の一定の能力を必要とするのである」。

医療経済学者たちは、以前から医療技術の導入に伴うコストと利益の関係について頭を抱えてきた。増大する医療コストの一部は明らかに高度化する医療技術、ＣＴやＭＲＩや集中治療室のような高価な設備に由来すると彼らは考えてきたが、そのコストが果たしてその利益に見合った物かどうかを判定するのは容易ではない。米国の医療研究所のニューマンらによれば、医療技術の評価が困難である理由は無数にある。まず、患者にとってメリットがないような技術がたくさんある。しかし、こうした技術と患者にとって本当にメリットがある技術の区別は、導入するときにはもちろんわからない。たとえ、ＦＤＡのような組織が、医薬品と同様に、医療機器についても臨床試験データをもとにした医療上の有効性と安全性を確認しても、それが実際に導入されれば、どんな効果をもたらすのかを予測することは困難である。というのは、ハーゲストが述べるように、どの技術もその適用をまちがえれば害になるだけであるし、医療機関がそれを管理する能力によっても、コストと利益は容易に逆転しうる。それに、どんな技術も普及するにしたがってその便益は必ず低減する。日本に一台しかない装置がもたらす便益と、あらゆる病院に配備された後で最後の一台がもたらす便益は同じではない。地域で一番に導入することと、最後に導入することとの経済的な意味はまったく異なる。その技術の導入がどんな利益をもたらしたのかを測定することは、さらに困難である。それが提供される医療の質や、患者にとっての利便性や、生存率に影響する場合には、われわれには、そうしたメリットとコストの関係を評価することはできないであろう。しかし、どの医師も、コストにかかわらず最善の医療を患者に提供しようとすれば、医療費は高騰しつづけることになる。米国のようにＧＤＰの一五％近くを医療費に費やすような国では、支出できる医療費は限界に近づきつつあるだろう。この状況で、イノベーションが生じるのは、そうした新しい技術に対して対価を支払うことのできる保険会社や患者が存在するからで、しわよせは、保険に入れないか、あるいはきわめて劣悪な保険にしか入れない貧困層にくる。器具のパラダイスは、必ずしもすべての患者にとってのパラダイスではない。

この問題に示唆的な現象がある。コミュニケーション論で、ティチェナーらが一九七〇年頃に提唱した「知識ギャップ仮説」という議論である。これは、さまざまな情報や知識が安価に大量に提供されるようになれば、社会における知識や情報のギャップは解消されるようになるという一般的な理解（啓蒙主義はこうした考えにもとづいている）に反して、提供される知識や情報の量が増えれば増えるほど、知識のギャップは拡大するという仮説である。ティチェナーらは、新聞のストライキなどで情報のフローが止まる場合に、社会階層による知識ギャップが縮小する現象に注目してこうした仮説を提唱した。これにはもちろん、いくつかの条件があって、いつでも、どんな情報でもそうというわけではないが、基本的には情報量の拡大にともなって、個人がもちうる情報量の格差が拡大する可能性が増えこそすれ減りはしないということは、よく考えれば当然である。医療資源の場合も似たような問題がある。非常に基本的な医療から、最先端の高度な医療まで、提供される医療の範囲が拡大すればするほど、そうした医療を受けられる患者とそうでない患者というギャップが拡大する可能性は高まる。現代のようにマスコミやインターネットを介して、さまざまな医療情報が飛び交い、そうした情報の利用が医療格差に結びつく時代には、なおさらである。

「客観」データ

「インストルメンテーション」の問題は、医療情報の性質の問題とも密接に関係している。日本でも、セカンド・オピニオンということがいわれて、先進的な患者は、癌や心臓疾患などで、診断や治療法について複数の医療機関・医師の意見を聞くということをする。これが実際にはなかなかそう簡単ではないことはたしかだ。まず、誰に聞けばいいのだと、普通の人は思う。セカンド・オピニオンを出してもらえる医師を主治医に紹介してもらうというような、ちょっと笑えないことだって起こりうる。仮に、もらいにいって、違う意見をいわれたらどうするか、などなど。患者にとってのストレスは結構大きい。病人もだんだん、治療という仕事をこなすようにならなくてはならない。

それはともあれ、セカンド・オピニオンを求めて、断られたりすることは今ではあまりない。医療者の方も、むしろ、患者が納得して治療を受ける方がよいと見て、積極的にそうした行動を推奨しているところもある。患者側のこうした行動を認めて、推奨するということは、医療者側でも、同じ患者の同じ疾患について、医療者の診断や推奨する治療法には違いがありうることを認めているということである。どこに行っても、同じなら、時間と労力とお金を使って、複数の医療機関を訪れる必要はない。しかし、そもそもなぜ、同じ患者の同じ疾患について異なった診断や治療法の推薦がありうるのか。これは、セカンド・オピニオンなどという言葉もなく、主治医にすべてお任せという時代であれば、むしろ愚問であっただろう。医療機関や医師によって、見立ても治療法も異なるのが、もともと当たり前というのが、患者の経験である。だからこそ、手術をしなければならないとか、生死にかかわるような病気の場合には、あれこれコネを最大限動員して、口コミや紹介のネットワークに頼りながら、医療機関や医師を探し出すわけである。

ところが、こういうことが当たり前とは次第に思わなくなり、問題であると認識し始める時代が到来する。これは、患者サイドから起こったというよりは、行政と保険会社と医療者から起こった事態のように私は思う。というのは、行政機関や保険会社は、さまざまな診断や誤診や治療の成功率などの医療機関や地域ごとの相違に重大な関心を寄せていて、できれば、こうした相違を事業を遂行する上で合理的に把握したいと考えているし、医療者の側でもまた、恒常的に医療活動の水準を向上させようとする運動がある。医療機関や地域による医療活動の差異が、いつごろから誰が問題にしはじめたのか私は正確には知らない。しかし、米国のジョン・ウェンバーグらが、一九七〇年代に、こうした医療機関や地域ごとの医療活動の相違に関する研究をやっていたころには、明らかに社会医学や公衆衛生学の主要な課題ではなかったようである。彼の業績の紹介文にも、同業者からも一般社会からも注目されることもなく行われていたと記されている。ウェンバーグらは、特定の治療法などが患者に適用される頻度が地域や医療機関によって著しく異なるという現象を分析し、その主たる原因を「診療スタイル要因」と彼らが呼ぶ要素、つまり、医療者のそれぞれの「やり方」にあるとした。この問題は、医療費の支出に重大な影響を及ぼす。たとえば、同じ患者に対して、ある医師は非常に保守的で穏健な治療方法をとる、別の医師は緊急性の高い手術を行う、あるいは、ある医師は入院を勧める、別の医師は通院を勧める、ある医師は入院した患者を長く病院にとどめる、別の医師はさっさと退院させるといった具合にである。ウェンバーグらのこうした研究は、次第に爆発的な関心を呼ぶことになる。この種の問題についての彼らの最初の著名な論文は一九七三年にサイエンスに掲載された「医療供給における地域差」という論文で、ウェブ・オブ・サイエンスのデータベース内では、同年に一回、翌年に三回、翌々年に五回引用される程度であった。ところが、一九七〇年代末からは毎年一〇回以上、一九九〇年代には二〇回以上、一九九九年には年に五〇回引用されるようになる。

一九七〇年代後半の米国は、深刻な不況下にあり、医療費の高騰は経済の重荷になりつつあった。米国の医療費は、一九七〇年代には国民経済の成長を遥かに超えるスピードで拡大し続け当然のことながら、産業界から高すぎる医療費へのクレームがつく。現在の米国の状況によく似ている。これを抑制するために導入されたのが、診断関連群（ＤＲＧｓ）にもとづく包括支払制度である。これは、一九八〇年にニュージャージー州で初めて導入され、その実験的な運用をまって、全米のメディケア（高齢者向け公的医療保険）に導入された。残念ながら、ウェンバーグらの活動と、診断関連群という仕組みがどの程度関係しているのかを調べることはできなかったが、この問題がウェンバーグらの研究に対する一般の関心を高めたことはたしかだろう。もし、医師たちが、自分たちのやり方にしたがって診療や治療や入院措置を決めて、それにしたがって保険金が支払われているなら、保険者としては、同じ疾患で同じ重篤度の患者には同じ金額しか払わないと決めることで、不要な支出を減らすことができると考えるのは自然なことだろう。

ウェンバーグらの研究と診断関連群の仕組みが発展するのと同じ頃、医学分野では、「証拠にもとづく医療（EBM, evidence based medicine）」という考えが台頭しつつあった。カナダのデビッド・サケットやイギリスのアーチー・コクランらは、臨床試験や医学研究論文の成果を統計学的に解釈する考えを日常の診療活動の中に取り込んで、医師の経験と思考に頼って行われてきた診療活動に科学的根拠を与えようという運動を展開した。こうした運動から、診療活動に対するさまざまな医学的ガイドラインが作成され、医療の標準化が模索されるようになった。

包括支払制度のような医療費抑制の仕組みと、診療活動の地域や医療機関格差の問題と、証拠に基づく医療という、三つの、元来は異なった問題は、医療の標準化という共通の方向に解決策を見いだしたといえる。医療のインストルメンテーションは、こうした動き中ではますます加速する傾向がある。たとえば、包括支払制度を導入した医療機関は、病院内の医療スタッフがそれぞれ自分たちのやりかたで診療活動を行うことには非常に神経質になる。金のかかるやり方をするスタッフを抱えることは病院経営にとって死活問題である。そこで、多くの病院では、クリニカル・パスとか、クリティカル・パスとか呼ばれる、治療の進め方の標準方式を導入するようになる。ここでは、医師の主観的な意見や経験にもとづく推論よりも、客観的データの意義がはるかに大きい。実際には、多くの患者がこうした方式のパスからはずれていくらしいが、うまくいけば、標準的な患者は、このパスの上をベルトコンベヤーに乗って流れるように移動していくことになる。器具を媒介にした検査は、このコンベヤーの上をスムースに流れるが、患者の訴えや、医師の所見など、統計的に扱いにくい情報はやっかいな存在である。統計的に問題を扱うためには、情報は相互に比較可能なものに標準化されている必要がある。血液検査でも、検査の値が標準化されていなければ、こういう流れ作業には乗らない。一方は、高速液体クロマトグラフィーを使っていて、もう一方は免疫測定法を使っているとかいうことになると、変換作業が必要になる。ましてや、患者の訴えや医師の所見などの情報は、厳密には相互に比較できるものではない。「診療スタイル要因」を持ち出すまでもなく、みんなその意味するところは違う。アトキンソンという医療社会学者が、ラボの病理医の活動を追跡した本を出しているが、その中で、ラボから出てくる検査の結果でも、担当者による癖とか傾向というものがあって、臨床医はそういう情報も加味しながら、結果を解釈していると指摘している。こんなことも今では問題になるかもしれない。

昨今導入が急速に進んでいる電子カルテも、この問題と関係している。スタンフォード大学のアルトマンという医療情報学者に、電子カルテとＥＢＭの関係を尋ねたところ、電子カルテはＥＢＭ実践の基礎になるだろうという答えが返ってきた。少なくとも電子カルテなしに、ＥＢＭの実践をすることは非常に難しいと彼は考えていたようだ。逆にいえば、電子カルテの設計には、

ＥＢＭの発想が強く影響しているということである。医療判断が科学的に行えるように、情報を整理するという考えである。これは当たりまえのように聞こえるが、私は、必ずしも自明のことではないと思う。医療情報学は、臨床医をサポートするための臨床情報学としてスタートし、後に生物情報学が急速に発達したために、その存在がかすんでしまったが、初期には臨床医がどのようにして診断を下すのか、治療法を選択するのかという思考のプロセスを調べていたようである。はっきりとはわからないが、ショートリフのような初期の代表的研究者はそういう作業もやっていたと知人に聞いたことがある。また、電子カルテや医療判断支援プログラムなどの導入に際しては、しばしば現場のやり方によってプログラムが改変されるということが起こっていたようだ。バーグらの調査では、こうしたことがかなり頻繁に起こり、結局判断支援プログラムは、「医師がどうすべきか」ではなく、「医師がどうしているか」を基本に組み直さなければならなくなることも起こるという。私たちが関西の病院で電子カルテの導入状況を調査した時点では、残念ながら、こうした事態は大幅に後退していて、導入担当者はプログラムを極力変えないことを大前提にしていると口を揃えていた。プログラムではなく、現場のやり方を変えるのだという。理由は、科学的医学を実践しなければならないということではなく、プログラムの改変が将来に重大な障害をもたらす可能性があるからだという。カスタマイズを極力少なくすることが、メンテナンスやプログラムのバージョンアップやほかのプログラムとの互換性を確保する上で、もっとも効率的であるというのはよくわかる。ソフトウェアが次第にしぼられてきて、また、将来的に医療機関の電子情報がネットワークで結ばれることを考慮すれば、ローカルな現場の慣習や、医師独自のやり方に残される余地は少ないのである。しかし、少なくとも、初期には、医療情報学が、医療の現場に従う形で発展しうる可能性がまだあったように思う。テーラーメード医療などといわれているが、テーラーメードプログラムを医師が使用していたかもしれない。

話がずいぶんと横道にそれてしまったが、現代医療は、こうしたさまざまな理由で、器具を媒介にした客観的データに偏向している。このことは、しかし、医療だけの現象ではない。さまざまな領域で、器具によって媒介され、標準化されたデータや情報が、経験的な知識や技能に置き換わっている。科学史では、こうした傾向についていくつかの議論がある。たとえば、セオドア・ポーターはその著書『数字への信頼』の中で、なぜ数量的なものが社会の中でより多くの信頼を得るようになっているのかを問うている。彼の議論は、社会学的に非常に興味深い。ポーターは、科学者集団をはじめとする専門家集団は、これまで社会学でいわれてきたほど社会から十分に絶縁されておらず、常に外部社会から一定の圧力を受けていると主張する。たとえばタバコが肺ガンの原因となるというような疫学的主張は、社会的にも経済的にも非常に強い圧力を受けることになるだろう。少なくとも初期にはそうであった。地球が温暖化しているとか、その原因が人間の活動に由来する二酸化炭素の排出にあるとする主張もそうである。科学者集団や専門家集団は外部社会からその主張の妥当性について、しばしば強力な圧力を受け、社会的な信頼を獲得するためには、自らの客観性を何らかの形で根拠づける必要がある。社会的に凝集力が弱く、外部社会からの圧力から十分に絶縁されていないような、いわば弱い専門家集団では、こうした圧力に反応するために、しばしば機械的な判断基準に頼らざるを得なくなる。ポーターが取り上げた事例は保険数理士という、非常に限定されたものだが、保険数理士が、自分たちの主張を裏付けるためにいかに標準化された機械的基準に依存してきたかが分析されている。こうした形で保証される客観性を、ポーターは「機械的客観性」と呼び、専門家への社会的信頼に依存した「専門的客観性」と区別している。医師が自らの診断や治療選択の判断を、クリニカル・パスやガイドラインのような一定の手続きに完全にゆだねるようになれば、その判断の客観性は「機械的客観性」に近づくといってよい。

これとは少し違う形で、自動分析装置のような装置が作り出す客観性の議論もある。科学史家で、分析装置の開発で著名な技術者を父にもつ、デービス・ベアードは、自動分析装置のような装置が生み出す客観性を「プッシュ・ボタン」客観性とも「器具的客観性」とも呼んで、科学者が議論の中で承認したり、異議を唱えたりする客観性と区別している。コッホの顕微鏡写真や、あるいは素粒子論における電子顕微鏡を用いた粒子の証拠写真のような、映像に基づく客観性についても、ガリソンらの議論がある。

これらのさまざまな客観性は、どうして区別する必要があるのだろうか。たとえば、惑星に何を含めるべきかということについての天文学者の議論と学会における合意には、機械的に適用できる基準はないようだ。もしそういう基準があるなら、学会で議論する必要はないだろう。地球温暖化に関する気候学者の議論にも、機械的客観性や器具的客観性は適用できず、その合意は徐々に形成されてきたようにみえる。そもそも、機械的客観性を取り決める標準を策定する際の、科学者の議論には一定の手続きらしきものは存在しないようにみえる。私は以前、糖尿病の診断や治療指針に用いられるヘモグロビンA1cという物質の測定についての国際的標準化のプロセスを調べたことがあるが、測定方法の標準を決定するための議論は、二つの方法をめぐって、議論が平行したままであった。今でも、この物質の測定法には、二種類の標準が記載されている。議論は、専門家の経験と今後の予測、それに政治的な駆け引きも影響して、きわめて複雑である。したがって、機械的客観性の手続きにはこうした複雑なプロセスがブラックボックスとして埋め込まれているわけである。しかし、いったん合意が得られて基準が決定すると、この埋め込まれたブラックボックスをこじあけるのは困難で、少なくともそうしたブラックボックスの外側では、境界は厳密で、専門家とて主観的な判断の介入の余地はないように見える。だから、権限の強い専門家は固定した基準づくりにはたいてい消極的である。これに対して、専門的客観性の方は、専門家の社会的地位によって保護されているとはいえ、こうした鍵はかかっていないし、その境界はかなり曖昧で、場合によっては恣意的である。建築史家の藤森照信の言を借りると、前者は固い殻に覆われた卵型で、後者は、外側はやわらかいが、中にいくにしたがって次第に固いファクトでおおわれているキャベツ型といえる。卵形は形が一様で扱いやすいが、こわれやすい、キャベツ型はさわれれば表面がぼろぼろとくずれるが、多少やぶれても芯は残る。

ところで、医療情報の多くがこうした機械的で器具的な卵形客観性にもとづく情報に置き換わってくると、どんな問題が生じるだろうか。素人の私がこんなことを書けば、ドクターや医療関係の専門家に怒られるかもしれない。機械的客観性や器具的客観性は、たいていの場合ブラックボックスの部分は開けられないままに利用される。人間ドックなどで、スクリーニングが行われる際には、一定のプログラムのようなもので、異常値をピックアップしていくはずである。プログラムは、ブラックボックスについては何も知らない。なぜある数値が高ければ、糖尿病の可能性が高まるのか、どんな組合せの異常値が、病気の可能性を高めたり、低めたりするのか、こうした問題には、元来は複雑な議論があり、専門家の間での一定の合意があるはずだが、プログラムや、あるいはそうしたデータを抽出する人間にはそうした中味は見えないだろう。大抵の医師は、これらのブラックボックスの中味を知っているものと思われている。私も、そう思っている。少なくとも現在現役で活躍している医師はみな、こうした問題を熟知していて、プログラムのように、機械的に診断を下しているわけではない。プログラムが機能しない事例にでくわせば、ブラックボックスをあけてどこがおかしいかチェックできるはずだと思っている。しかし、聴診器をぶら下げている医師のうち、実は、二割くらいしか心音の異常をききわけられないとかいう話を聞けば、不安にもなる。航空機のパイロットは、自動航行装置が不具合を起こせば、手動で立派に着陸できるものと皆思っている。実際、見事にハドソン川に着水したパイロットを見て、その信頼を証明したといってもよい。果たして、今後もずっとそうだろうかという不安はよぎるのである。プログラムや機械の判断しか知らず、これらが機能しなくなればお手上げのパイロットもいるのではないかとか、あるいはそもそもそういうふうに作られた航空機もあるのではないかと思うのは私だけだろうか。実は、これを書いている途中で、航空機の操縦席のイノベーションがパイロットに及ぼす影響を調べているフランス人の話を聞いた。この人の話では、最新鋭の操縦装置は、次第にうまいパイロットと下手なパイロットの区別をなくしているという。全体に操作が容易になっているからというのだ。この話を聞いて、航空機に乗るのが少し怖くなったのは私だけだろうか。

これほど多くのすばらしいイノベーションを蓄積し、また、そうしたイノベーションがいたるところで利用できるように安価な量産製品が普及しているのに、誤診による医療過誤はさして減ってはいないという議論がある。医療過誤が現代医療のもっとも深刻な問題の一つといわれたのは一九九〇年代である。もちろん、以前にはもっとはるかにひどかったのだということも可能だろう。比較できる調査がないために、一九五〇年代の医療過誤は現在の何十倍もあったものかどうかわからない。それよりも、おそらく、現代なら簡単に治った病気で命を落とす人が遙かに多かったということになるのだろう。この種の議論は、複雑である。たとえば、こんな議論がある。航空機は現代社会でもっとも安全な乗り物であるという。これはボーイング社が主張している。移動距離一〇億キロあたりの致死率を計算すれば、列車は飛行機の一二倍、自動車は六二倍だという。果たして、何万キロもの移動を列車や自動車でする人がどれくらいいるのか。シベリア鉄道を使ってヨーロッパまで移動するよりも、アエロフロートを使う方が安全だとは誰しも考えるに違いないが、これはフェアな比較だろうか。航空機事故による死者は、一九七〇年代がピークでその後下がり続けて、現在では年間一千人を下回るそうだが、何十万人もの死亡者が数十人レベルに減ったというわけではない。七〇年代に三千人を超えていたのが、千人くらいまで下がったという程度である。もちろん、その間に世界中で飛び回る飛行機の数もフライトの数も、パイロットの数も倍くらいに増えている。しかし、一九二〇年代にはいわゆる旅客機で死亡する人などは皆無に等しかったのだ。ちなみに、旅行回数一〇億回当たりの致死率は、飛行機は自動車の三倍、バスの三〇倍である。それでバス会社が、バスは世界でもっとも安全な乗り物だと宣伝しているのかどうかは知らないが、毎日飛行機に乗る人は要注意である。

器具のパラダイム

バスと航空機では、その仕組みも、目的も、コストも異なるように、医療で用いられるそれぞれの器具も、それぞれに異なっている。バスと航空機のどちらがすぐれた乗り物かを評価するのが馬鹿げているように、聴診器とＣＴの比較をするのも馬鹿げている。それぞれの時代には、さまざまな器具と人間の技能と社会制度がセットになって動いている。イノベーションが起こると、この組合せに変動が生じるが、いつでも最適な均衡にたどり着くとは限らない。

特定の器具が容易に他のもので代替できないという問題を考えるためには、トーマス・クーンの「パラダイム」という考えが有効である。「パラダイム」は一般にもよく知られた言葉であるが、「パラダイムシフト」というような革命的な新奇性を強調するイメージが先行して、実はクーンが執拗に強調したかった側面が忘れられがちである。クーンは、合理主義哲学者から、しばしば非合理主義者として批判されている。異なるパラダイムが競合したり、パラダイムが転換したりするときに、依拠すべき何らかの合理的規準をクーンが認めなかったというのがその理由である。プトレマイオス天文学とアリストテレス哲学、コペルニクス天文学とニュートンの自然学、この二つの組合せを、公正に評価し、優劣をつけることができるような規準は存在しないのだとクーンは考えた。これには、認知論レベルの問題や記号論レベルの問題などさまざまな哲学的問題が関係するが、こうした論理的な扱いからすれば、クーンは、ピアジェのように、構造主義的な考え方もとりえたはずである。実際クーンはピアジェの発達心理学から、多大な影響を受けていて、アリストテレスとニュートンの関係を理解するのにも、子供と大人の思考の相違についてのピアジェのアイデアを借用している。しかし彼は、結局、子供と大人の思考の相違を、後者が前者を包摂する拡張されたシステムだというようには理解しなかったようである。これは、クーンが歴史家であったからだと私は思う。物理学者なら、後者が前者を特殊例として包摂するような強いシステムとして理解する誘惑に勝てないだろう。クーンは、この問題についてはきわめてかたくなであった。彼は、後からとって代わったパラダイムが、以前のパラダイムを包摂しているように見えるのは、前者が後者の問題を忘却し、自らのシステムの中で再解釈するにすぎないからだという。忘却は、自然科学者の職業の中に深く入り込んだイデオロギーだと彼は主張する。おそらく、この忘却に気づいたのはクーンが実証を重んじる歴史家であったからであろう。ホイッグ史観という言葉が彼には去来したに違いない。科学者は、自らの歴史については常にホイッグ史観でものを見ている。自分のパラダイムの中ですべてを再解釈しようとするのだ。

さて、器具についてもこうしたことはあてはまる。新しい器具は、従来あった器具を駆逐し、それがカバーしていた世界は、十分に新しい器具でカバーされている、と考える。間接聴診法は直接聴診法を、フレキシブル聴診器はソリッド式聴診器を、バイノーラル聴診器はモノーラル聴診器を包摂して自らの中に取り込んでしまったと。唯一電気聴診器はうまくいかなかったが、やがて超音波検査装置が登場し、CTやMRIが登場するに及んで、聴診器のパラダイムはあますところなく、新しい装置にとりこまれたかのように見える。若い医師は、聴診器などなくても、すべてわかる、それどころか、聴診器ではわからなかった病気や異常も今では簡単にわかるのだと考えるかもしれない。私は、もちろん、この点について判断する知識も資格もないが、聴診術の衰退についての多くの医師の危惧は根拠のないノスタルジーであるようにも見えない。実際、超音波やCTやMRIでわかるからといって、それでは病院にやってくる患者全員をこれらの高価な装置で調べるわけにはいかないだろう。移動距離当たり致死率でみれば飛行機が一番安全だからといって、毎日隣町に飛行機で通勤するビジネスマンはいずれ飛行機事故で命を落とすに違いない。移動手段はいまもって、歩行もあれば自転車もあり、バスもあれば列車もある。早くて安全だという理由で、通勤バスをジェット機に乗り換える人はいないのである。

しかし、バスの運転手がいなくなれば、やむなく飛行機に乗り換えることもなきにしもあらずである。また、列車には自治体の補助金はおりないとなれば、いくら列車に乗りたくても、タクシーやヘリコプターに乗らなければならないかもしれない。人の技能や社会制度と道具とのバランスがくずれれば、不合理な選択も避けられなくなるだろう。友人の医師が、最近、地域の健診からバリウム検査が姿を消したと告げた。あのミルクのような色の液体を飲んでレントゲン台にあがるやつである。私の世代にはもっともなじみの検査の一つである。バリウムはなんでやらないんだと聞くと、レントゲン写真を読影できる人間がいないからだという。バリウムだけじゃないだろう。大体、今の五〇歳くらいの医師までは、一通りのことはかろうじて出来るように訓練されている。しかし、それより下の世代になれば、バリウムなんて、やっても仕方がない、そんなので胃ガンなんか見つからないし、胃カメラをやればすぐにわかるじゃないか、という考えが強いらしい。なるほど、われわれも、原稿用紙に丁寧に文字を書き込めても仕方がない、ワープロで書けば、何度でも手直しできるし、それにずっと記録が残る、と考えている。図書館で古い雑誌や書籍を探し当てられても仕方がない、そんなのは検索システムがあれば瞬時にできるじゃないかと思う。実際、私がベルリンの国立図書館で、一九世紀初頭の病院の記録を調べていたときに、ドイツの主要な大学図書館をカバーする電子検索システムが立ち上がって、これで調べると、ドイツ全土はおろか、オーストリアやスイスあたりまで、どこにどういう文献があるかわかる。これに気がついて、知り合いの図書館員に尋ねたところ、そんなものを使ってはいけない。重要な文献はそんなふうに見つけるものではないよ、人に尋ねて、人から人へ紹介されながら、少しずつ探し回るものだよ、といわれた覚えがある。当時私は納得できなかったが、今ではその意味はわずかながら理解できる。必ずしもこれはノスタルジーの問題ではないのだと。

あとがき

本書の元々の構想は、実は、耳で聴くことと眼で視ることという、いずれも、数値化したり標準化することが困難な経験にもとづく二つの医療器具、聴診器と顕微鏡を対比しながら、医療における聴く文化と見る文化について考えるというものであった。それではテーマに比べて題材が狭すぎるのではという企画段階での親切なご意見もいただき、自分でも、その後、聴覚文化と視覚文化という視点のあいまいさや、射程範囲の狭さを痛感し、社会文化的なものと器具との関係というすこし茫漠たる話に拡張して進めることにした。確かに、聴診器には聴覚文化との関連を示すような話がある。たとえば、聴診器の発明者ラエネクが、聴診に際して聞こえる正常音や異常音につけた音の名称であるとか、ときおり、医学論文に楽譜が付されたりして、こういうリズムとメロディーに聞こえるというような、楽しい発見があったりする。しかし、結局のところ、聴診をしない私には、こうした問題の意味を完全に理解することはできなかった。音によって心臓や肺のイメージを構築するという、聴診の名医が行う作業がどんな作業であるのか、そうした作業は医師としての資質にどのように影響するのか、そうした作業を行わなくなることの影響はどうなのか、こうしたことは私には大変興味があるが、謎である。同様に、顕微鏡を通して見る映像を解釈する病理医の知的営為が、たとえば各種の数値化された検査データの統計学的な解釈から結論を引き出そうとする疫学者のそれとどう異なるのか、画像の解釈はどこまで標準化できるのかなどといった問題も、私には未知の領域である。科学史にはこうしたことをやっている人がいるが、大変デリケートで難しい問題であると推測する。少なくとも私にはそんな知的能力は欠けている。

器具のパラダイスを批判的に検討することはともかくも、器具のパラダイムを検討しようと思えば、本当はそうしたところまで踏み込む必要があるものと思う。これは著者の無責任で勝手な願望であるが、願わくば、現場の医師や研究者が、自らの体験や学習を、弟子たちに伝えるだけでなく、一般の人にも理解できるような形で表現していただければ、社会にとっても貴重な遺産となるものと思う。私の実家は、清水焼という伝統的な陶磁器の原料を供給しているが、陶磁器の手工業的な生産には、おそらく人を介して伝承しなければ永遠に失われる技能がたくさんあり、昨今の経済危機の中でこうした技能が消滅することを危惧している。もっとも、茶碗や花瓶は、昔作られたものがある程度残り、それが手がかりになって、技能や技法が再構成される場合があるが、聴診や読影といった技能の場合は、そうした手がかりも失われる可能性がある。医師の技能低下を警告するたくさんの論説を見て、この喪失は、茶碗や花瓶よりもずっと深刻なのではないかと考えるにいたった。このことが、本書を仕上げるにあたって、私が得た最大の収穫であった。本書を読まれた読者とそうした疑問を少しでも共有できれば幸いである。

二〇〇九年七月

著者

Microscopical Society through 150 Years, Adam Hilger, 1989.

Vadodaria, B., An unusual use of a stethoscope, British Medical Journal, 1998, 316: 1382.

Vasold, M., *Rudolf Virchow. Der Große Arzt und Politiker*, Fischer, 1988.

Virchow, R., Ueber die Reform der pathologischen und therapeutischen Anschauungen durch die mikroskopischen Untersuchungen, *Virchows Archiv*, 1847, 1: 207-255.

Wennberg, J. Small Area Variations in the Health-Care Delivery, *Science*, 1973, 182: 1102-1107.

White, Jr. L., *Medieval Technology and Social Chunge*, Clarendon, 1962.（内田星美訳『中世の技術と社会変動』思索社、1985 年）

Wilson, C., *The Invisible World: Early Modern Philosophy and the Invention of the Microscope*, Princeton University Press, 1995.

Wilson, D. J., *Living with Polio: The epidemic and its survivors*, University of Chicago Press, 2005.

Winner, L., *Autonomous Technology: Technics Out of Control as a Theme in Political Thought*, MIT Press, 1977.

Winters, S. R.（1921）Diagnosis by Wireless, *Scientific American*, 124: 465.

Wolfe, D. E., Sydenham and Locke on the Limits of Anatomy, *Bulletin of the History of Medicine*, 1961, 35: 193-220.

Zetka, J. R., *Surgeons and the Scope*, Cornell University Press, 2003.

Zuboff, S., *In the Age of the Smart Machines: The Future of Work and Power*, Basic Books, 1988.

佐藤彰・抜山平一「高聲聴診器（マグノスコープ）に就て」『医科機械学雑誌』1929, 6: 542-554.

山中浩司「顕微鏡と社会―19 世紀医学のメディアとメタファー」『江戸の思想』第七号、1997 年、155-168 頁。

山中浩司「視覚技術の受容と拒絶 17 ～ 19 世紀における顕微鏡と科学」大林信治・山中浩司編『視覚と近代』名古屋大学出版、1999 年、101-14 頁。

Experimental Medicine, 1927, 57: 470-501.

Schickore, J., *The Microscope and the Eye: A History of Reflections, 1740-1870*, University of Chicago Press, 2007.

Schlich, T., "Wichtiger als der Gegenstand selbst" - Die Bedeutung des fotografischen Bildes in der Begründung der bakteriologischen Krankheitsauffassung durch Robert Koch, in: Dinges, M. & Schlich, T. (hrsgs), *Neue Wege in der Seuchengeschichte*, Franz Steiner Verlag, 1995: 143-174.

Schub, C., Echocardiography or auscultation? How to evaluate systolic murmurs, *Canadian Family Physician*, 2003, 49: 163-167.

Schwartz, Th. B., Ask, and It Shall be Given You, *Annals of Internal Medicine*, 1994, 121: 376.

Shapin, S. & Schaffer, S., *Leviathan and the Air-Pump. Hobbes, Boyle and the Experimental Life*, Princeton University Press, 1985.

Shorter, E., *Bedside Manners: The Troubled History of Doctors and Patients*, Simon and Schuster, 1985.

Smith, R. In search of "non-disease", *British Medical Journal*, 2002, 324: 883-885.

Soiferman E. & Rackow, E. The Differences between flexible Monaural stethoscopes and conversation tubes, *Medical Antiques Online* (http://www.antiquemed.com/differences.html)

Thomas, L., The technology of medicine. *New England Journal of Medicine* 1971, 285: 1366-68

Tichenor, P. J et al., Mass Media Flow and Differential Growth in Knowledge, *The Public Opinion Quarterly*, 1970, 34: 159-170.

Tuchman, A., *Science, Medicine, and the State in Germany. The Case of Baden, 1815-1871*, Oxford University Press, 1993.

Turner, G. L'E., Microscopical communication, *Journal of Microscopy*, 1974, 100: 3-20.

Turner, G. L'E., *Essays on the History of the Microscope*, Senecio Publishing Company Limited, Oxford, 1980.

Turner, G. L'E., *The Great Age of the Microscope. The Collection of the Royal*

Marburg: Basilisken - Presse, 1988.

Meyer, G. D., *The Scientific Lady in England 1650-1760*, University of California Press, 1955.

New York Times, Oct. 8, 2002

Nicolson, M. H., *Science and Imagination*. Ithaca: Cornell University Press, 1956.

Nicolson, M., The introduction of percussion and stethoscopy to early nineteenth-century Edinburgh, in: Bynum, W. F. & Porter, R., *Medicine and the Five Senses*, Cambridge University Press, 1993: 134-153.

Osterman, P., The Impact of IT on jobs and skills, in: Morton, MSS. (ed.) *The corporation of the 1990s: Information technology and organizational transformation*, Oxford University Press, 1991（モートン編『情報技術と企業変革』宮川他訳、富士通経営研修所　1992年）

Phoon, C. K., Must Doctors still examine Patinets? *Perspectives in Biology and Medicine*, 2000, 43: 548-561.

Pool, I. de S., *Social Impact of the Telephon*, MIT Press, 1977.

Porter, T., *Trust in Numbers: The Pursuit of Objectivity in Science and Public Life*, Princeton University Press, 1995.

Rather, L. J et al., *Johannes Müller and the nineteenth - century origins of tumor cell theory*, Watson Publishing International, 1986.

Reiser, S. J., *Medicine and the reign of technology*, Cambridge University Press, 1978.

Rothman, D., *Beginnings Count: The Technological Imperative in American Health Care*, Oxford University Press, 1997.

Ruestow, E., *The Microscope in the Dutch Republic. The Shaping of Discovery*, Cambridge University Press, 1996.

Salomon, B. On Being a Doctor: What the Stethoscope Said, *Annals of Internal Medicine*, 2001, 135: 56-57.

Sato, A. & Nukiyama, H., Magnoscope, an electrical stethoscope, *American Journal of Diseased Child*, 1925, 29: 618-620.

Scheminzky, F., Untersuchungen über die Verstärkung und graphische Registrierung von Schallerscheinungen über Herz und Lunge mittels Elektronenröhren; Konstruktion eines Elektrostethoskops, *Clinical and*

Hunter, M., *The Royal Society and its Fellows 1660–1700. The Morphology of an Early Scientific Institution*, The British Society for the History of Science, 1982.

Hurt, R., *The History of Cardiothoracic Surgery from Early Times*, Informal Health Care, 1996.

Koch, R., Die Ätiologie der Milbrandkrankheit, begründet auf die Entwicklungsgeschichte des Bacillus Anthracis.（*Cohns Beiträge zur Biologie der Pflanzen*, Bd. II, 1876）in: Schwalbe, J.（hrsg.）, *Gesammelte Werke von Robert Koch*, Thieme, 1912: 5–26.

Koch, R., Verfahren zur Untersuchung zum Konservieren und Photographieren der Bakterien.（*Cohns Beiträge zur Biologie der Pflanzen*, Bd. II, 1877.）in: Schwalbe, J.（hrsg.）, *Gesammelte Werke von Robert Koch*, Thieme, 1912: 27–50.

Koch, R., Zur Untersuchung von pathogenen Organismen（*Mitteilungen aus dem kaiserliche Gesundheitsamte*, Bd. 1, Berlin, 1881）in: Schwalbe, J.（hrsg.）, *Gesammelte Werke von Robert Koch*, Thieme, 1912: 112–163.

Losse H. Alte Fälle neu gelesen: Pneumonie, *Schweizerischer Rundschau der Medizinische Praxis*, 1991, 80: 1352–6.

MacKenzie, D. & Spinardi, G., Tacit Knowledge, Weapons Design, and the Uninventon of Nuclear Weapons, *The American Journal of Sociology*, 1995, 101（1）: 44–99.

Mander, J., *Four Arguments for the Elimination of Television*, Harper Perennial, 1978.

Mangione, S. et al., The Teaching and Practice of Cardiac Auscultation during Internal Medicine and Cardiology Training: A Nationwide Survey, *Annals of Internal Medicine*, 1993, 19: 47–54.

Martinet, X. et al., Did Laennec reinvent the stethoscope?, *Presse Medicale*, 1998, 27: 1534–1535.

Marx, K., *The Poverty of Philosophy: Being Translation of the Misère de la Philosophie*, Adament Media Corporation, 2000（Originally published in 1920 by Charles h. Kerr & Company）（山村喬訳『哲学の貧困』岩波文庫、1983年）

Mazzolini, R. G., *Politisch–biologische Analogien im Frühwerk Rudolf Virchows*,

学出版局、1986 年)

Fournet, J., *Clinical Researches on Auscultation of the Respiratory Organs, and on the First Stage of Phthisis Pulmonalis*, Tr. by Th. Brady, Churchill, 1841 (originally published in 1837).

Fox, E. R. W., Mrs. Laennec and the Stethoscope, *The Western Journal of Medicine*, 1981, 134: 73-74.

Frederick H.A., Dodge H.F., "The stethophone," an electrical stethoscope. *Bell System Technical Journal*, 1924, 3: 531-549

Gelfand, T., *Professinalizing Modern Medicine: Paris Surgeons and Medical Science and Institutions in the 18th Century*, Greenwood Press, 1980.

Gerhard, W. W., *The Diagnosis, Pathology and Treatment of the Diseases of the chest*, J. B. Lippincott, 1860.

Goldman, L., R. Saison, S. Robbins, et al. The value of the autopsy in three medical eras. *New England Journal of Medicine*, 1983, 308: 1000-1005.

Gorman, C., Will robots make house calls? *Time* 154 (19): 92-93, 1999.

Hargest TS., A clinical engineer's view of medical instrumentation, *Medical Instrumentation*, 1980, 14 (4): 215-7.

Harwood, J. T., Rhetoric and Graphics in Micrographia, Hunter, M. & Schaffer, S. (eds), *Robert Hooke. New Studies*, The Boydell Press, 1989: 119-148.

Hill, R., *A Being breathing thoughtful breath: The history of the British Iron Lung 1832-1995.* (www.richardhill.co.uk/ironlung/)

Hirschfelder, A. D., *Diseases of the Heart and Aorta*, J. B. Lippincotto Co, 1910.

Hollmna, A. Diagnostic Cardiology: from a tap on the chest to viewing the heart in three dimensions, *Dialogues in Cardiovascular Medicine*, 2006, 11(2): 82-90.

Howell, J. D., *Technology in the Hospital: Transforming Patient Care in the Early Twentieth Century*, Johns Hopkins University Press, 1995.

Hughes, H. M., *A clinical introduction to the practice of auscultation, and other modes of physical diagnosis: In diseases of the Lungs and Heart*, Blanchard, 1854.

Hunter, M., *Science and Society in Restoration England, Cambridge* University Press, 1981.

Bush, V., *Endless Horizons*, Public Affairs Press, 1946.

CNN, June 28, 2005

Cheng, T. O., How Laennec invented the stethoscope, *International Journal of Cardiology*, 2007, 118: 281-285.

Clement, D. L. & Cohn, J. N., Salvaging the history, physical examination and doctor-patient relationship in a technological cardiology environment, *Journal of American College of Cardiology*, 1999, 33: 892-93.

Collins, H. M. & Yearly, S., Epistemological Chicken, in: Pickering, A. (ed.) *Science as Practice and Culture*, University of Chicago Press, 1992: 301-326.

Crombie, A. C., *Science, Optics and Music in Medieval and Early Modern Thought*, The Hambledon Press, 1990.

Crowston, K. & Malone, Th. W., Information Technology and Work Organization, in: Allen, T. J. & Morton, M. S. S. (eds) *Information Technology and the Corporation of the 1990s: Research Studies*, Oxford University Press, 1994: 249-271.

Daston, L. & Galison, P., The Image of Objectivity, *Representations,* 1992, 40: 81-128.

Davis, A. B., *Historical Studies of Medical Instruments*, History of Science, 1978, xvi: 107-133.

Davis, A. B., *Medicine and its Technology: An Introduction to the History of Medical Instrumentation*, Greenwood Press, 1981.

Eden, M., The Engineering-Industrial Accord: Inventing the technology of health care, in: Reiser, S. J. & Anbar, M. (eds) *The Machine at the Bedside: Strategies for using technology in patient care*, Cambridge University Press, 1984: 49-64.

Ellul, J. *The Technological System*, trans. Joachim Neugroschel, New York: Continuum Publishing Corp, 1980.

Feigenbaum, H., Evolution of Echocardiography, *Circulation*. 1996, 93: 1321-1327

Feudtner, C. *Bittersweet. Diabetes, Insulin, and the Transformation of Illness*, The University of North Carolina Press, 2003.

Ford, B., *Single Lense: The Story of the Simple Microscope*, William Heinemann, 1985. (フォード『シングル・レンズ—単式顕微鏡の歴史』伊藤智夫訳、法政大

of Science, University of California Press, 1961.

Ben-David, J., Scientific Productivity and Academic Organization in Nineteenth Century Medicine, *American Sociological Review,* 1960, 25: 828-843.

Bennet, H., Remarks on the comparative Value of Auscultation practised with and without the stethoscope, *The Lancet*, 1844, V. 1: 461.

Berg, M., *Rationalizing Medical Work: Decision-Support Techniques and Medical Practices*, MIT Press, 1997.

Bergeron, B. & Blander, J., *Business Expectations : Are you using Technology to its fullest*, John Willey & Sons, 2002.

Bichat, M.-F.-X., *Traité des membranes en général, et de diverse membranes en particulier* ... . Paris, 1802.

Blaufox, M. D., *An ear to the chest: evolution of stethoscope*, Pantheon Publishing Group, 2002.

Braslow, J., Effect of therapeutic innovation on perception of disease and the doctor-patient relationship: a history of general paralysis of he insane and malaria fever therapy, 1910-1950, *American Journal of Psychiatry*, 1995, 152 (5): 660-665.

Braslow, J., *Mental Ills and Bodily Cures. Psychiatric Treatment in the First Half of the Twentieth Century*, University of California Press, 1997.

Braverman, H., *Labor and Monopoly Capital: the degradation of work in the twentieth century*, Monthly Review Press, 1975.

Brock, T., *Robert Koch: A Life in Medicine and Bacteriology*, ASM Press, 1999.（ブロック『ローベルト・コッホ』長木大三・添川正夫訳、シュプリンガー・フェアラーク、1991年）

Brown, S. G., A Telephone Relay, *Journal of the Institution of Electrical Engineers*, 1910, 45: 590-619.

Bruhn, J. G., The Doctor's Touch: Tactile Communication in the Doctor-Patient Relationship, *Southern Medical Journal*, 1978, 71: 1469-1473.

Bulloch, W. *The History of Bacteriology*, Oxford University Press, 1938.（バロック『細菌学の歴史』天児和暢訳、医学書院、2005年）

Burris, B. H., Computerization of the Workplace, *Annual Review of Sociology*, 1998, 24: 141-157.

文献目録

本文中で引用または言及した主な文献。(アルファベット順)

Acierno, L. J., *The history of Cardiology*, Informal Health Care, 1994.

Ackerknecht, E. H., *Medicine at the Paris Hospital 1794-1848*, Johns Hopkins Press, 1967.(舘野之男訳『パリ病院　1794-1848』思索社、1978年)

Ackerknecht, E. H., *Rudolf Virchow: Doctor Statesman Anthropologist*, University of Wisconsin Press, 1953(舘野之男他訳『ウィルヒョウの生涯』サイエンス社、1974年)

Adelmann, H. B., *Marcello Malpighi and the Evolution of Embryology*, 4 Vols. Ithaca, N.Y.: Cornell University Press, 1966.

Adolph, R.J., In Defense of the Stethoscope, *Chest*, 1998, 114; 1235-1237

Alpers, S., *The Art of Describing: Dutch Art in the Seventeenth Century*, University of Chicago Press, 1985.(幸福　輝訳『描写の芸術——一七世紀のオランダ絵画』ありな書房、1995年)

Altman, R. The Interactions Between Clinical Informatics and Bioinformatics, *Journal of American Medical Informatics Association*, 2000, 7: 439-443.

Atkinson, P., *Medical Talk and Medical Work: The Liturgy of the Clinic*, Sage, 1995.

Bahns, Ernst, *It began with the Pulmotor: One Hundred Years of Artificial Ventilation*, Dräger Medical AG & Co. KG.(www.draeger.com/media/)

Baird, D., Analytical Instrumentation and Instrumental Objectivity, N. Bhushan & S. Rosenfeld (eds), *Of Minds and Molecules: New Philosophical Perspectives on Chemistry*, Oxford University Press, 2000: 90-113.

Belloni, L. M., Athanasius Kircher: Seine Mikroskopie, die Animalcula und die Pestwürmer, *Medizinhistorisches Journal*, 1985, 20: 58-65.

Belloni, L. M., Charlatans et Contagium vivum au décline de première période de splendeur de la microscopie, *Comptes rendus du Congres des société savantes de Paris*, 1961, 86: 579-587.

Ben-David, J., *Scientific Growth: Essays on the Social Organization and Ethos*

(著者紹介)

山中浩司(やまなか・ひろし)

1959年生まれ。京都大学経済学研究科博士後期課程単位取得退学。大阪大学人間科学研究科准教授。博士(人間科学)。専門は、科学思想史・医療社会史・医療社会学。編著に『視覚と近代』(大林・山中編、名古屋大学出版)『臨床文化の社会学』(山中編、昭和堂)『遺伝子研究と社会』(山中・額賀編、昭和堂)など。

阪大リーブル16

医療技術と器具の社会史

聴診器と顕微鏡をめぐる文化

発行日	2009年8月20日　初版第1刷　〔検印廃止〕
著者	山中浩司
発行所	大阪大学出版会 代表者　鷲田清一 〒565-0871 吹田市山田丘2-7　大阪大学ウエストフロント 電話・FAX　06-6877-1614 URL　http://www.osaka-up.or.jp
印刷・製本	株式会社 遊文舎

ISBN 978-4-87259-301-3 C1336

HANDAI Live 阪大リーブル

001 伊東信宏 編
ピアノはいつピアノになったか?
(付録CD「歴史的ピアノの音」) 定価 1,785円

002 荒木浩 著
日本文学　二重の顔
〈成る〉ことの詩学へ 定価 2,100円

003 藤田綾子 著
超高齢社会は高齢者が支える
年齢差別(エイジズム)を超えて創造的老い(プロダクティブエイジング)へ 定価 1,680円

004 三谷研爾 編
ドイツ文化史への招待
芸術と社会のあいだ 定価 2,100円

005 藤川隆男 著
猫に紅茶を
生活に刻まれたオーストラリアの歴史 定価 1,785円

006 鳴海邦碩・小浦久子 著
失われた風景を求めて
災害と復興、そして景観 定価 1,890円

007 小野啓郎 著
医学がヒーローであった頃
ポリオとの闘いにみるアメリカと日本 定価 1,785円

008 秋田茂・桃木至朗 編
歴史学のフロンティア
地域から問い直す国民国家史観 定価 2,100円

009 懐徳堂 湯浅邦弘 著
墨の道 印の宇宙
懐徳堂の美と学問 定価 1,785円

010 津久井定雄・有宗昌子 編
ロシア　祈りの大地
定価 2,205円

011 懐徳堂 湯浅邦弘 編
江戸時代の親孝行
定価 1,800円

012 天野文雄 著
能苑逍遥(上) 世阿弥を歩く
定価 2,205円

013 桃木至朗 著
わかる歴史・面白い歴史・役に立つ歴史
歴史学と歴史教育の再生をめざして 定価 2,100円

014 藤田治彦 編
芸術と福祉
アーティストとしての人間 定価 2,310円

015 松田祐子 著
主婦になったパリのブルジョワ女性たち
100年前の新聞・雑誌から読み解く 定価 2,205円

(四六判並製カバー装。定価は税込。以下続刊)